幼児期から
思春期まで
発達障害の基礎知識が
よくわかる！

子どもに対する“気づき”と
対応で子どもは伸びる

ASD（アスペルガー症候群）、ADHD、LD

お母さんが「コレだけ」は知っておきたい発達障害の基礎知識

子どもの特性を理解してサポートする本

監修＊宮尾益知　どんぐり発達クリニック院長

河出書房新社

はじめに

発達障害という言葉をよく耳にするようになりました。
最近では、子どもだけではなく「大人の発達障害」についても
マスコミなどで紹介されて、大きな関心を呼んでいます。
しかし、どのような障害なのか、どのような困難さがあるのか
という実態については、まだまだ理解されているとはいえないようです。
発達障害とは、子どもが発達していく過程のどこかに
問題が生じてくることを指しています。
さらに精神病的な症状ではなく、認知（理解や行動する過程）に問題があり、
生活や学校生活上に問題が生じる状態といえばわかりやすいと思います。
たとえ障害があっても、周囲の理解とサポートがあれば
本人の生きづらさは軽減されます。
本書は、「どんぐり発達クリニック」院長として多くの発達障害の
子どもとお母さんに接している宮尾益知先生が監修し、
発達障害／ASD（アスペルガー症候群）・ADHD・LDの
基本的な知識や対応策を誰でも理解できるようにやさしく解説しています。

＊本書は、「『発達障害の基礎知識』宮尾益知／著　河出書房新社」をベースに、よりわかりやすく解説した本です。

Contents

第1章

子どもの将来をどう考えるか

気づいてあげたい「発達障害のサイン」

発達障害の特性は、一般的に３歳前後に現れると言われていますが、人によっては思春期前後まで気づかれない場合もあります。まずは、本章のチェックリストで気になる行動をチェックしてみましょう。結果については、あまり神経質になる必要はありませんが、気になる場合は地域の保健所や児童相談所、専門のお医者さんに相談してみましょう。

3歳までの
行動チェック
1

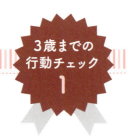

視線を合わせない

生まれたばかりの赤ちゃんには、お医者さんでも発達障害の特性を見つけることは難しいのですが、いくつかの特性の兆候が見られることもあります。

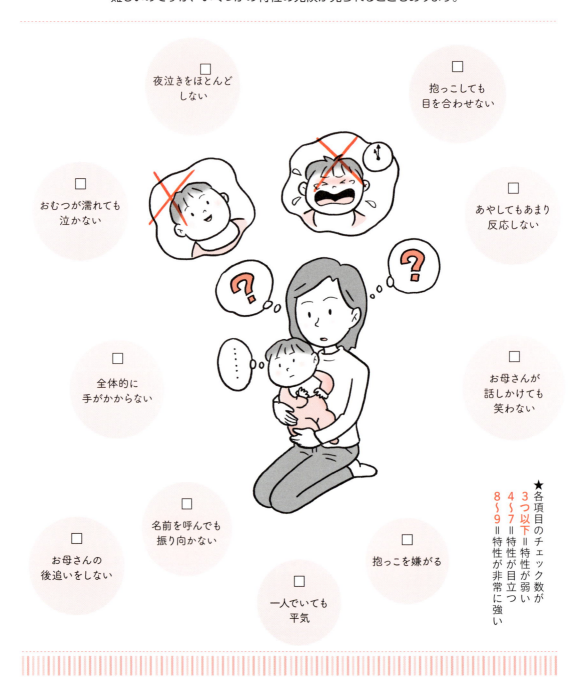

- □ 夜泣きをほとんどしない
- □ 抱っこしても目を合わせない
- □ おむつが濡れても泣かない
- □ あやしてもあまり反応しない
- □ 全体的に手がかからない
- □ お母さんが話しかけても笑わない
- □ 名前を呼んでも振り向かない
- □ お母さんの後追いをしない
- □ 抱っこを嫌がる
- □ 一人でいても平気

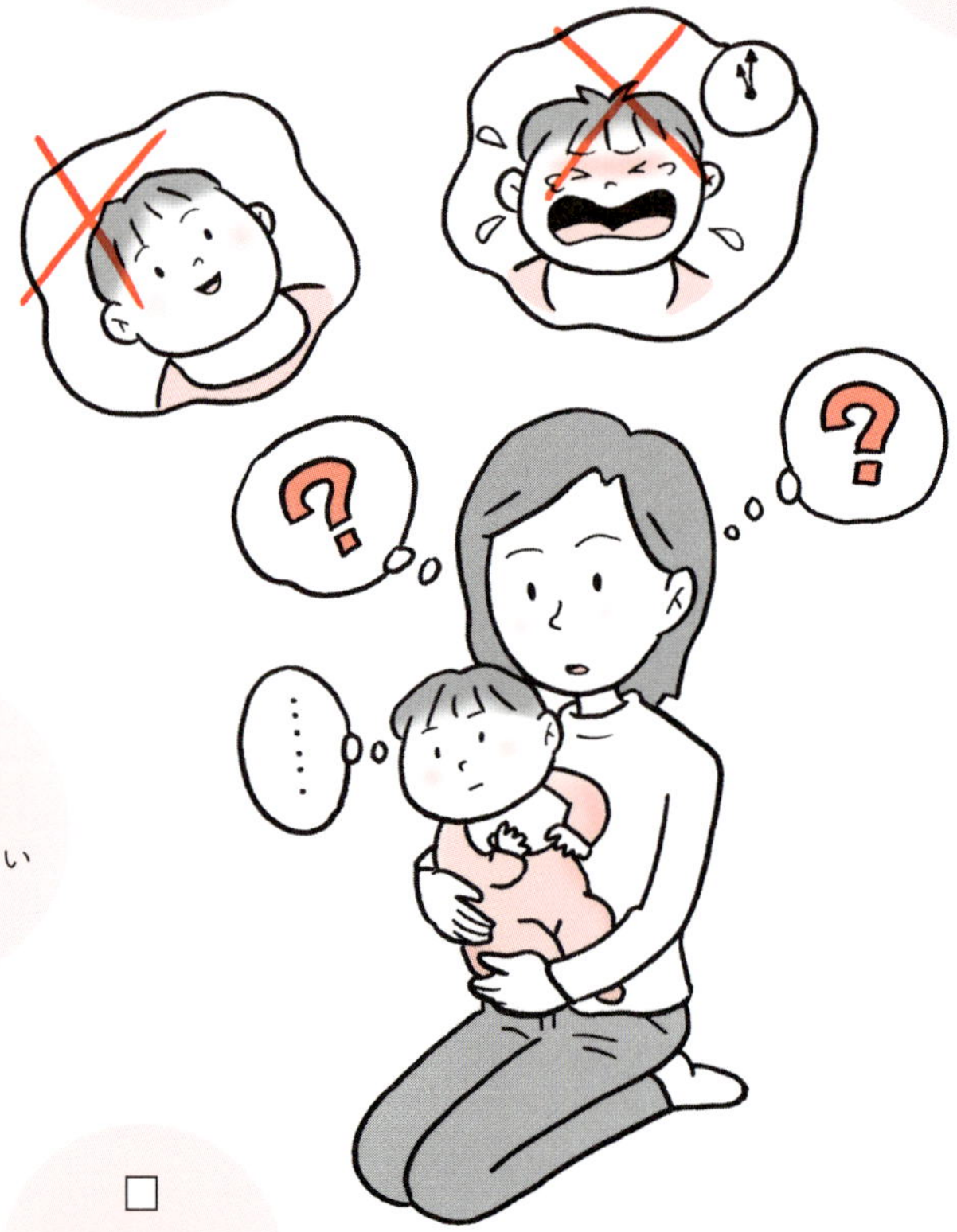

★各項目のチェック数が
3つ以下＝特性が弱い
4～7＝特性が目立つ
8～9＝特性が非常に強い

3歳までの行動チェック 2

言葉を覚えない、話さない

2歳前後になると簡単な会話ができるようになりますが
会話を理解したり、言葉の遅れが目立つ場合があります。

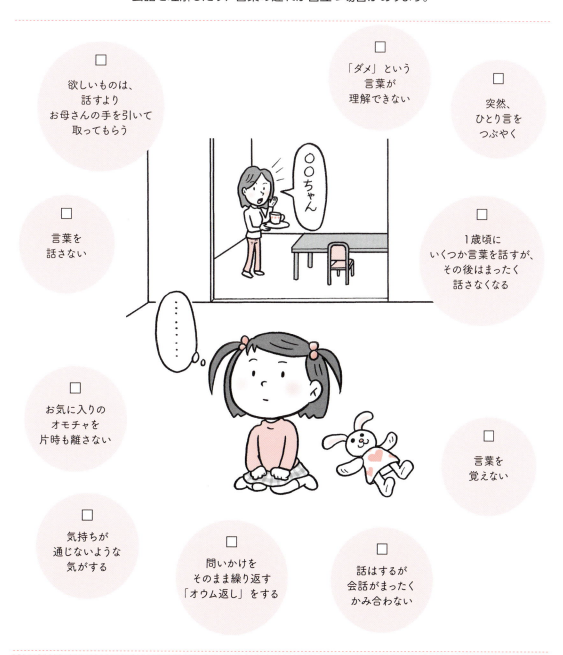

- □ 欲しいものは、話すより お母さんの手を引いて 取ってもらう
- □ 「ダメ」という 言葉が 理解できない
- □ 突然、ひとり言を つぶやく
- □ 言葉を 話さない
- □ 1歳頃に いくつか言葉を話すが、その後はまったく 話さなくなる

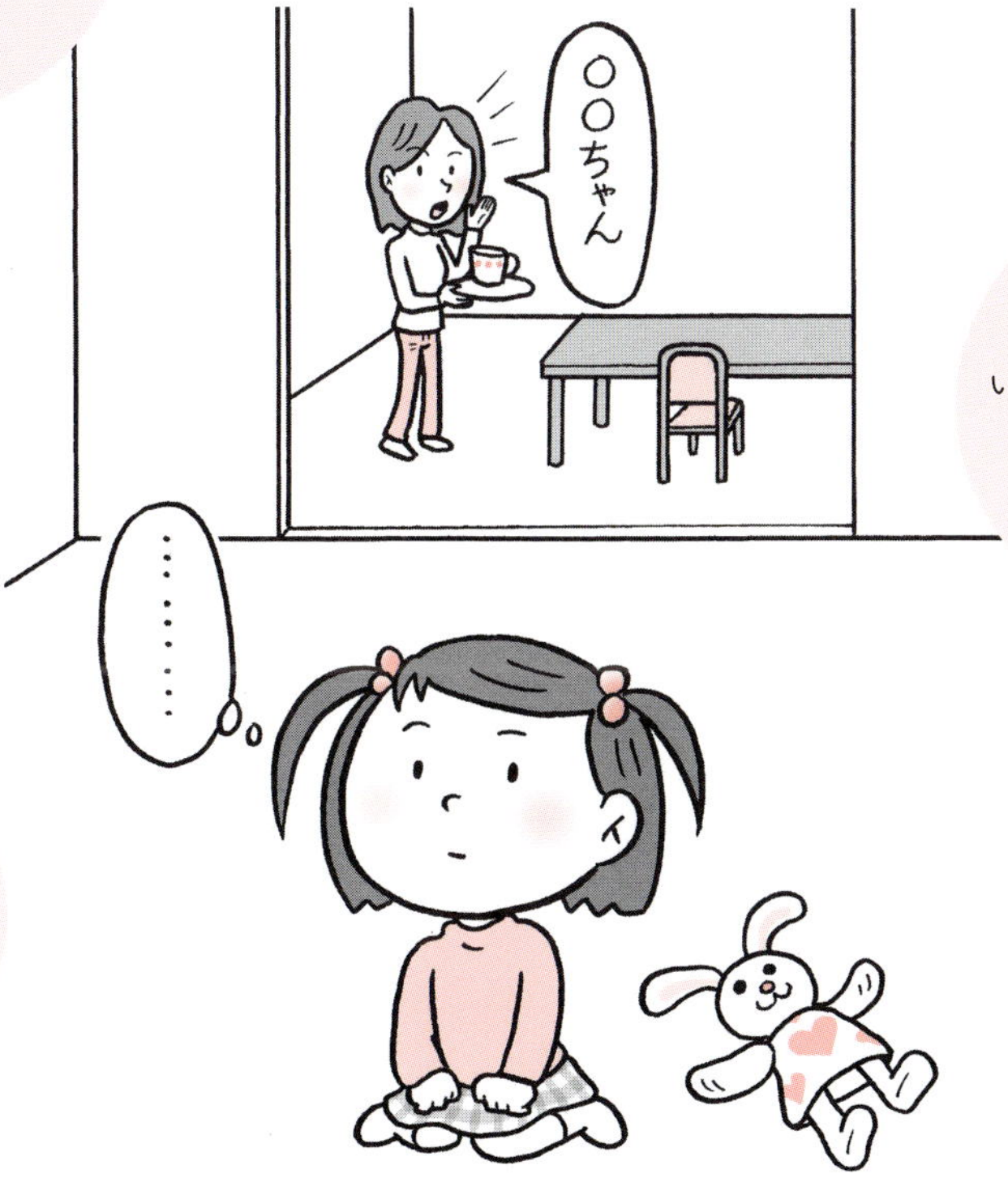

- □ お気に入りの オモチャを 片時も離さない
- □ 言葉を 覚えない
- □ 気持ちが 通じないような 気がする
- □ 問いかけを そのまま繰り返す 「オウム返し」をする
- □ 話はするが 会話がまったく かみ合わない

小学校入学までの行動チェック 1

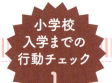

かんしゃく（パニック）を起こしやすい

怒るような場面ではないのに、突然大声を出したりかんしゃくを起こしてしまうことがあります。

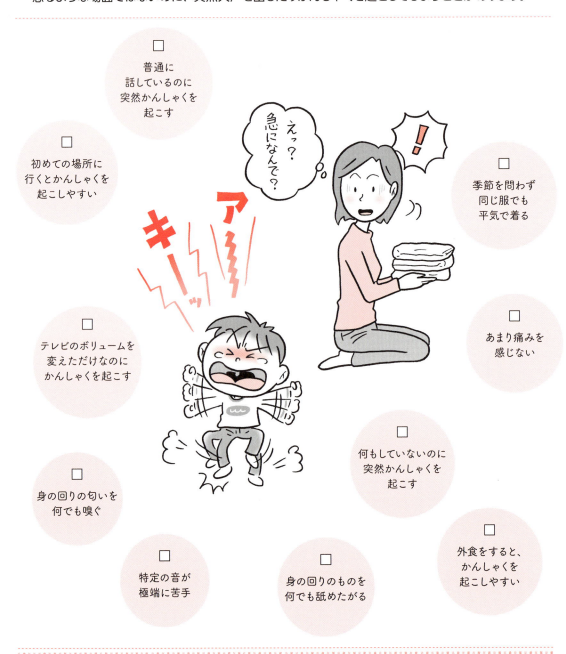

□ 普通に話しているのに突然かんしゃくを起こす

□ 初めての場所に行くとかんしゃくを起こしやすい

□ 季節を問わず同じ服でも平気で着る

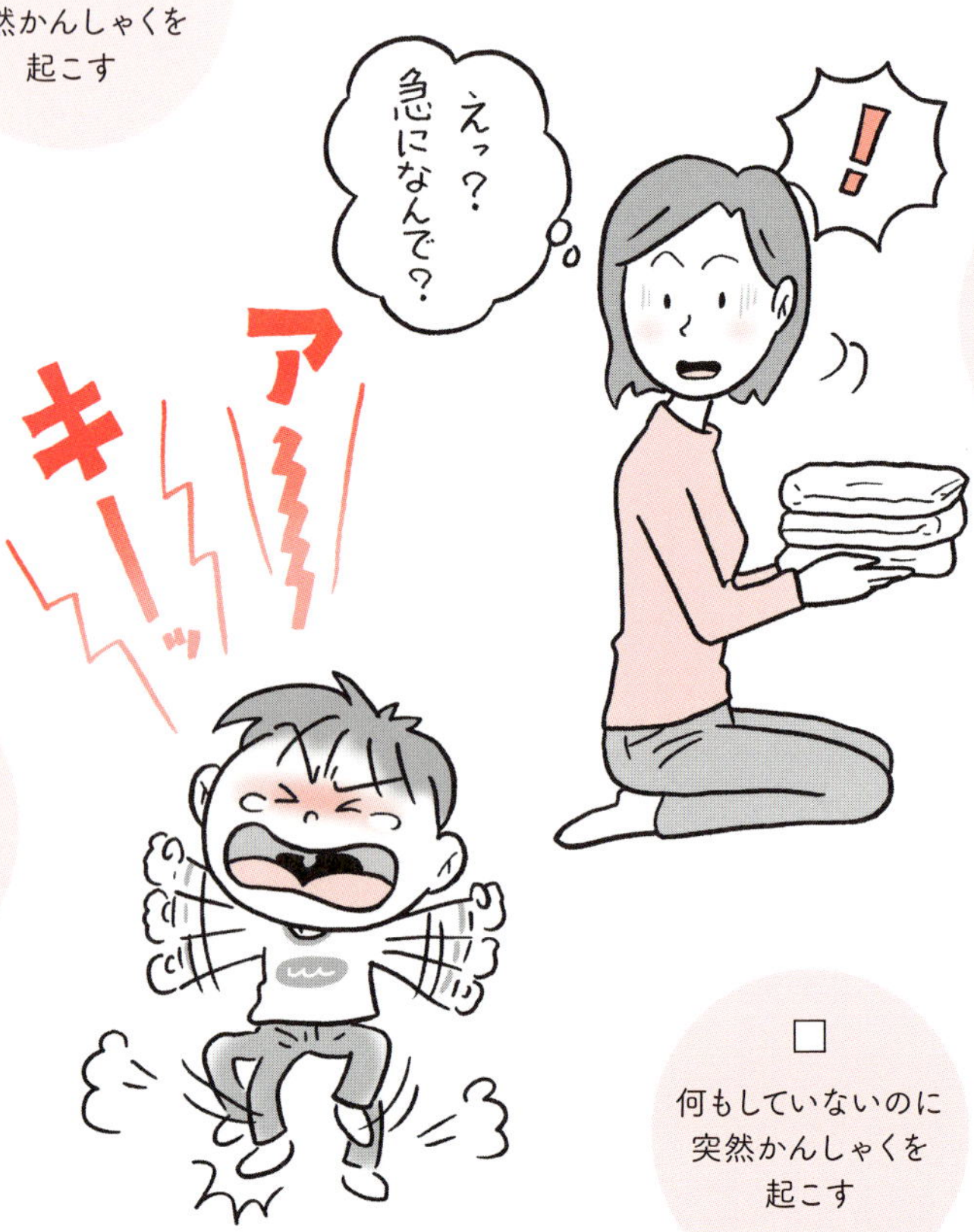

□ テレビのボリュームを変えただけなのにかんしゃくを起こす

□ あまり痛みを感じない

□ 何もしていないのに突然かんしゃくを起こす

□ 身の回りの匂いを何でも嗅ぐ

□ 外食をすると、かんしゃくを起こしやすい

□ 特定の音が極端に苦手

□ 身の回りのものを何でも舐めたがる

小学校
入学までの
行動チェック
2

何度も同じ行動を繰り返す

同じ行動をいつまでも飽きずに行う「常同行動」「こだわり行動」は
成長とともに顕著に現れてくる場合もあります。

- □ 水道の水しぶきをいつまでも見ている
- □ おもちゃを1列に並べないと気が済まない
- □ 指や体をクネクネと動かし続ける
- □ 水道を流しっぱなしにして手を何10分もつけている
- □ 極端な偏食がある
- □ はしやスプーンが上手に使えない
- □ 食事の途中で立ち上がって別のことを始める
- □ 家中の電灯を点けたり消したりし続ける
- □ 同じ場所でジャンプし続ける
- □ 同じ行動を繰り返す

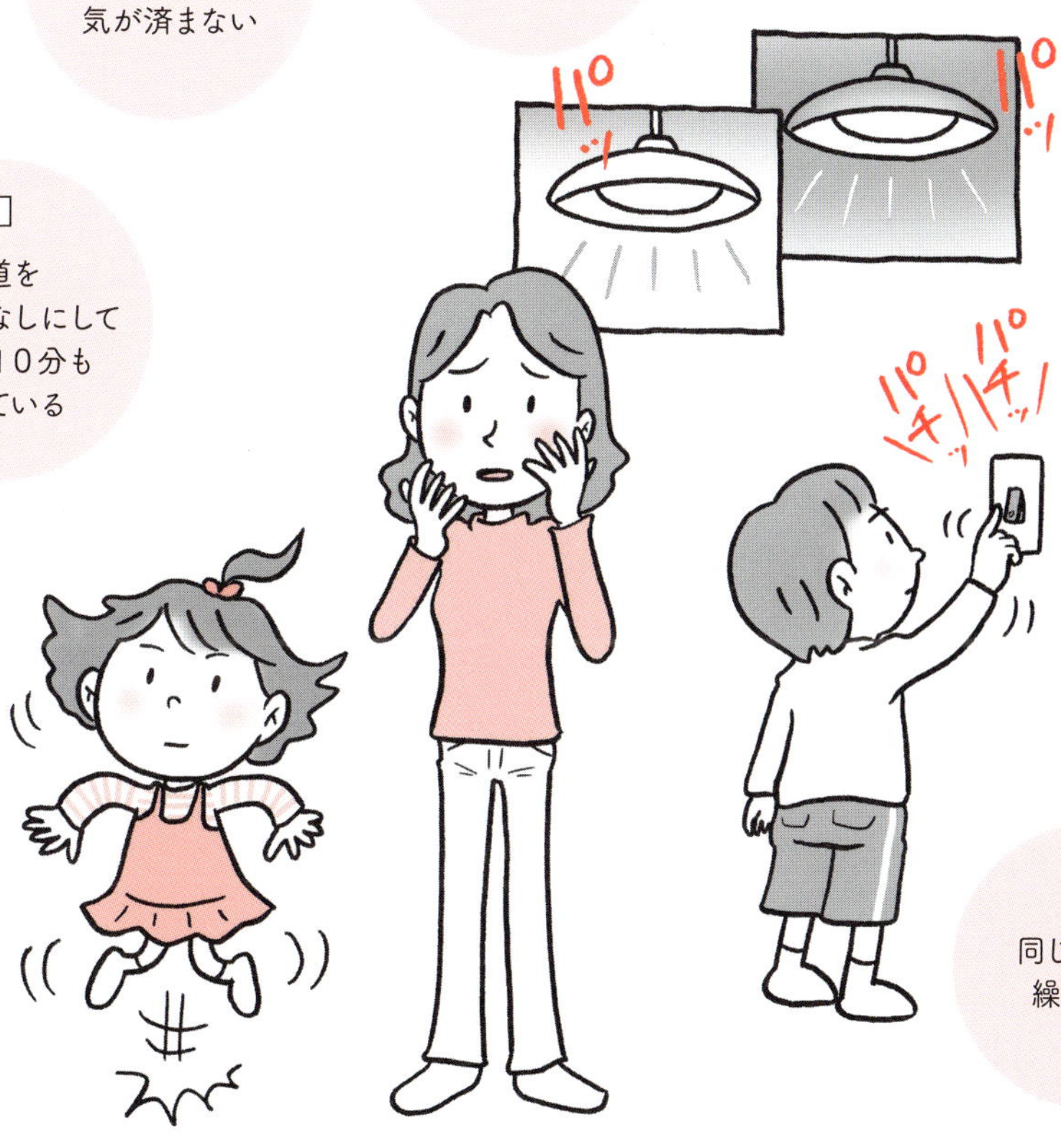

小学校
入学までの
行動チェック
3

集団行動や運動が苦手

一人で遊ぶことは好きなのに、保育園などで集団行動したり運動が苦手で
ボール投げやスキップなどができないことがあります。

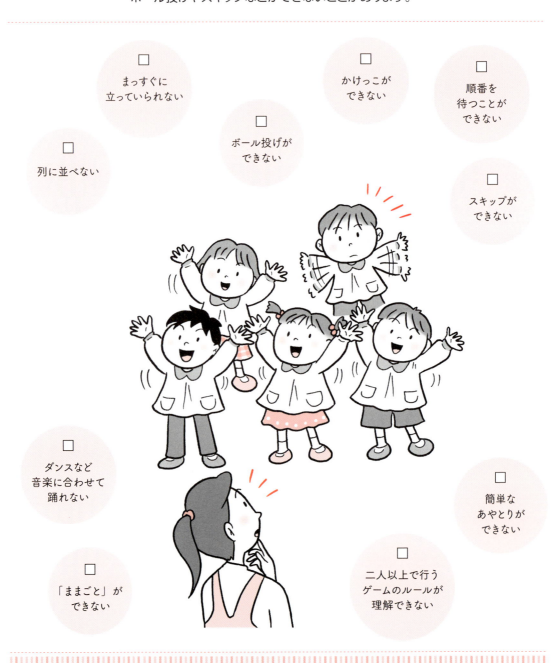

- □ まっすぐに立っていられない
- □ かけっこができない
- □ 順番を待つことができない
- □ 列に並べない
- □ ボール投げができない
- □ スキップができない

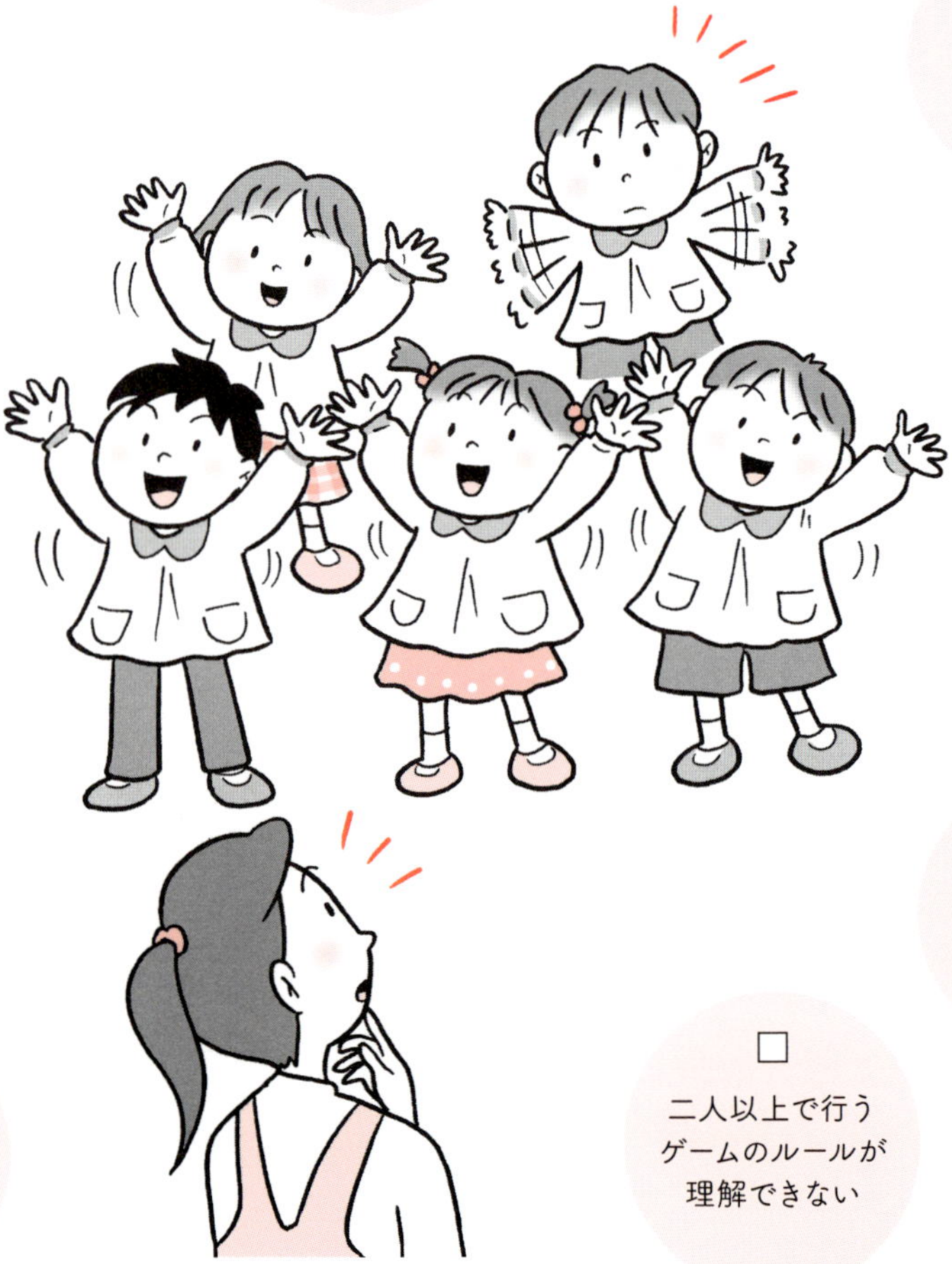

- □ ダンスなど音楽に合わせて踊れない
- □ 簡単なあやとりができない
- □ 「ままごと」ができない
- □ 二人以上で行うゲームのルールが理解できない

授業中（小学校低学年）の行動チェック

先生の言うことが聞けない、集中できない

授業中にもかかわらず先生の話を聞いていなかったり、机を離れたり周りの子にちょっかいを出してしまいます。

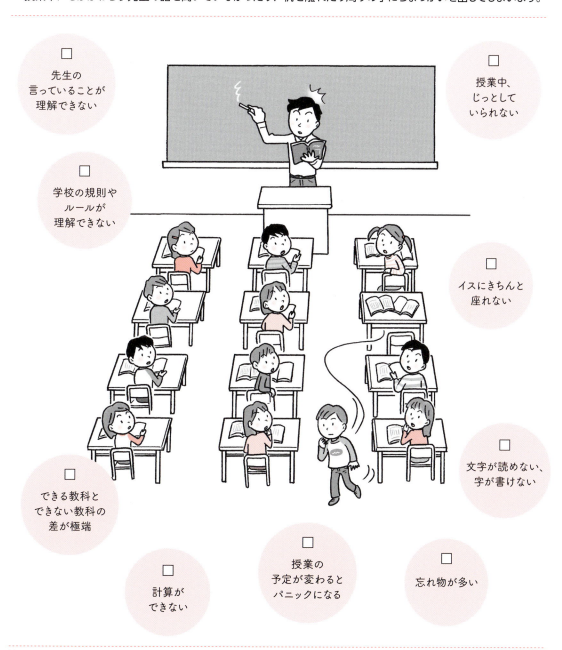

- □ 先生の言っていることが理解できない
- □ 学校の規則やルールが理解できない
- □ 授業中、じっとしていられない
- □ イスにきちんと座れない
- □ 文字が読めない、字が書けない
- □ できる教科とできない教科の差が極端
- □ 計算ができない
- □ 授業の予定が変わるとパニックになる
- □ 忘れ物が多い

思春期の
行動チェック
1

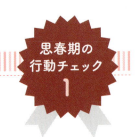

友だちができない

思春期は、心身ともに子どもから大人に変化する時期です。
友だちとの違いやズレを強く意識し始めます。

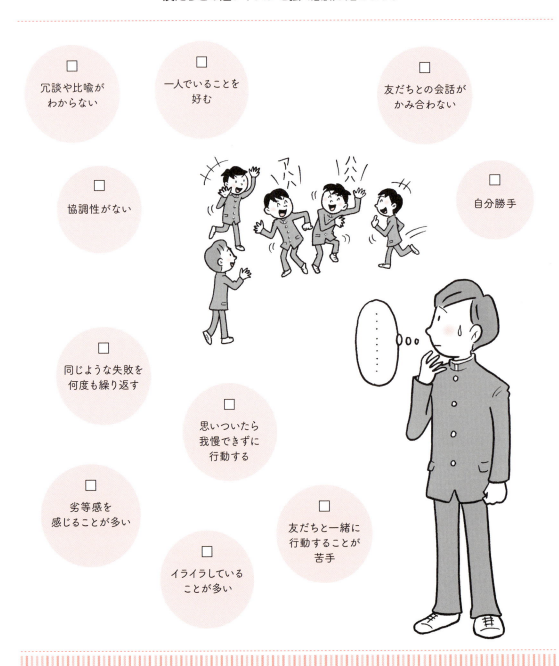

□ 冗談や比喩が
わからない

□ 一人でいることを
好む

□ 友だちとの会話が
かみ合わない

□ 協調性がない

□ 自分勝手

□ 同じような失敗を
何度も繰り返す

□ 思いついたら
我慢できずに
行動する

□ 劣等感を
感じることが多い

□ 友だちと一緒に
行動することが
苦手

□ イライラしている
ことが多い

思春期の行動チェック2

得意、不得意の差が極端にある

成長とともに「できること」と「できないこと」の差が極端になってくる場合があります。

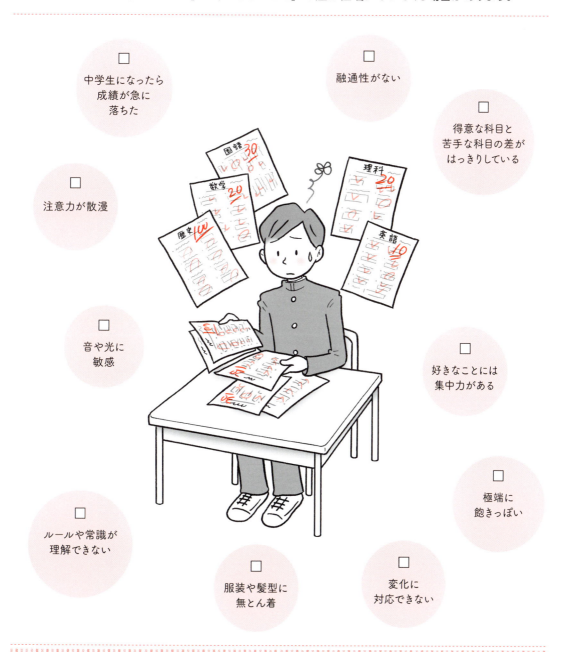

□ 中学生になったら成績が急に落ちた

□ 融通性がない

□ 得意な科目と苦手な科目の差がはっきりしている

□ 注意力が散漫

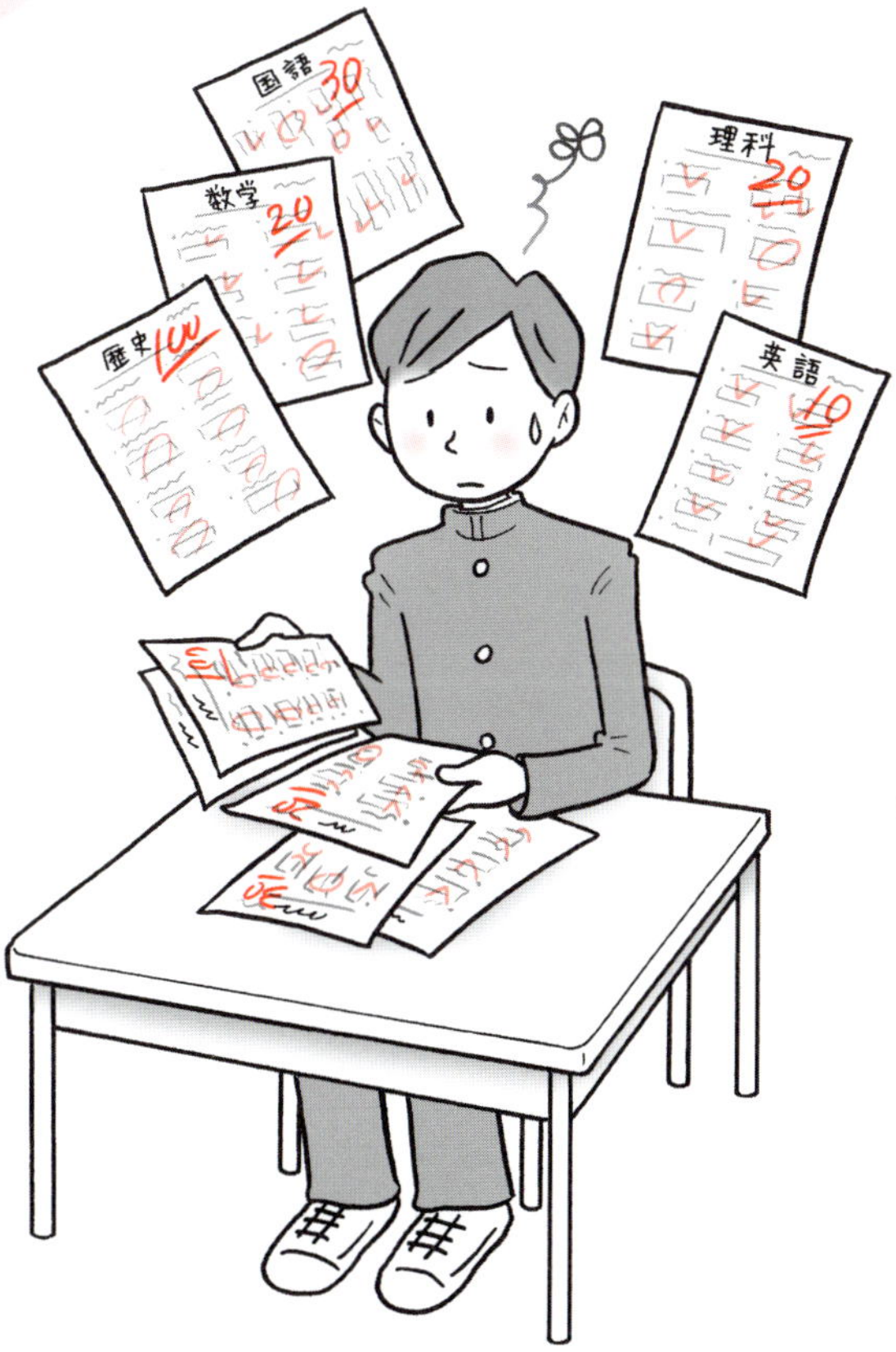

□ 音や光に敏感

□ 好きなことには集中力がある

□ 極端に飽きっぽい

□ ルールや常識が理解できない

□ 服装や髪型に無とん着

□ 変化に対応できない

女の子（思春期前後）の行動チェック 1

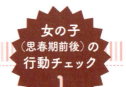

いつも体調の不調を訴える

女の子の場合は、思春期前後になるといつも体調を崩したり、朝起きられなかったり生活面でズレを感じている場合があります。

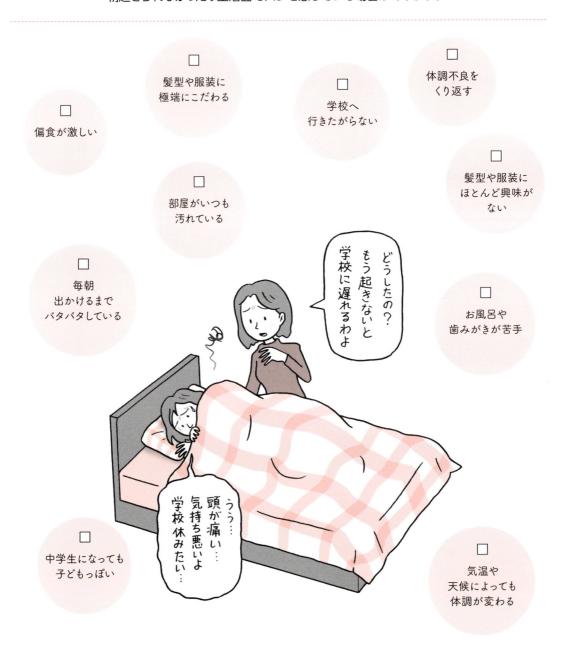

- □ 偏食が激しい
- □ 髪型や服装に極端にこだわる
- □ 学校へ行きたがらない
- □ 体調不良をくり返す
- □ 髪型や服装にほとんど興味がない
- □ 部屋がいつも汚れている
- □ 毎朝出かけるまでバタバタしている
- □ お風呂や歯みがきが苦手
- □ 中学生になっても子どもっぽい
- □ 気温や天候によっても体調が変わる

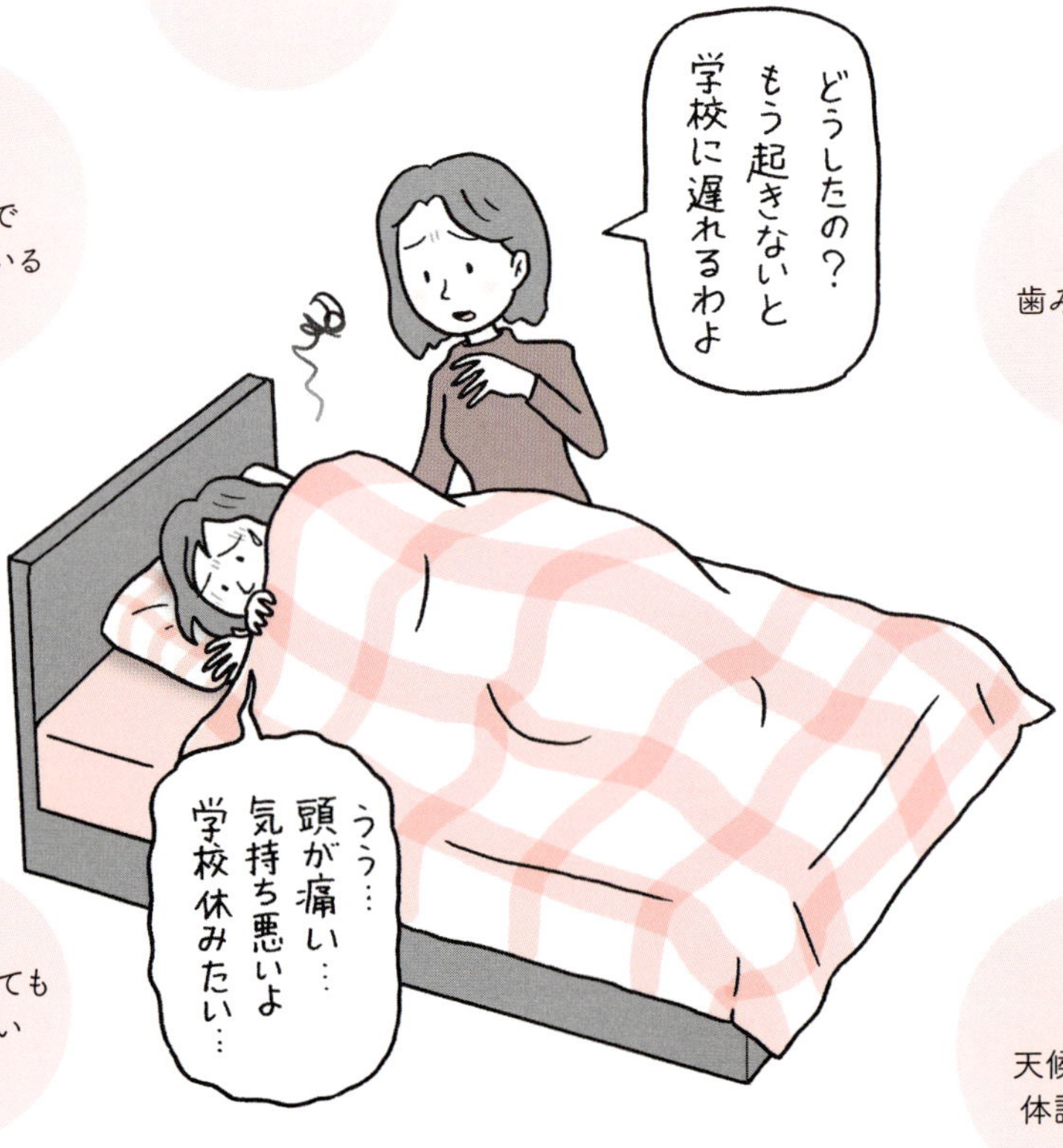

どうしたの？ もう起きないと 学校に遅れるわよ
うう… 頭が痛い… 気持ち悪いよ 学校休みたい…

女の子（思春期前後）の行動チェック 2

同性の友だちとの関係に悩む

思春期前後になると人間関係が複雑になってきます。特に女の子の場合は、ガールズトークなど女の子同士の独特の人間関係に悩む場合があります。

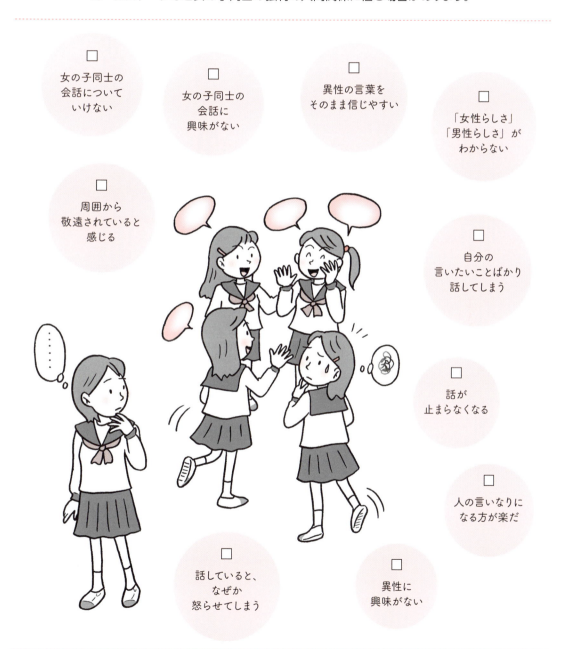

- □ 女の子同士の会話についていけない
- □ 女の子同士の会話に興味がない
- □ 異性の言葉をそのまま信じやすい
- □ 「女性らしさ」「男性らしさ」がわからない
- □ 周囲から敬遠されていると感じる
- □ 自分の言いたいことばかり話してしまう
- □ 話が止まらなくなる
- □ 人の言いなりになる方が楽だ
- □ 話していると、なぜか怒らせてしまう
- □ 異性に興味がない

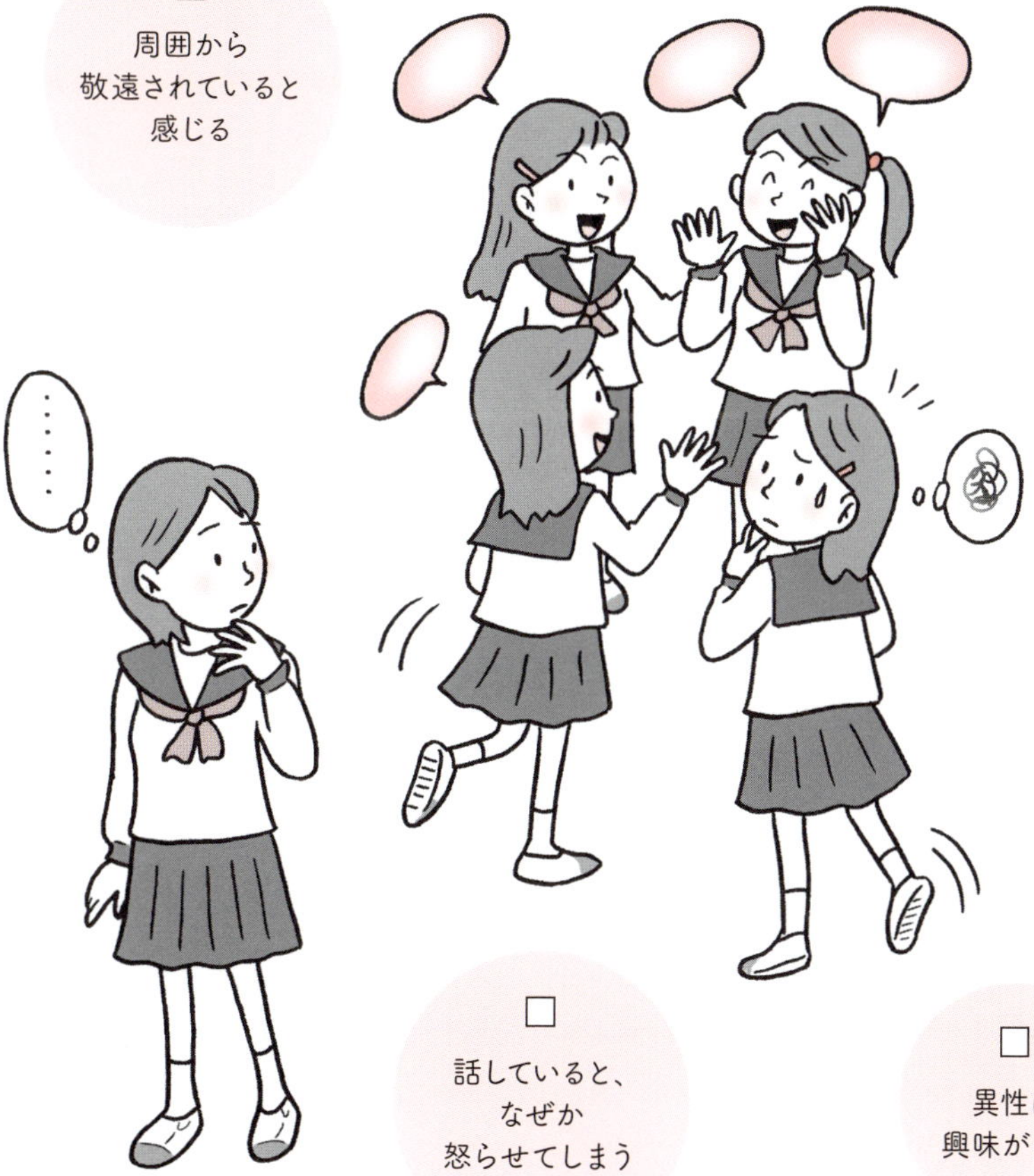

COLUMN

成長とともに特性が変わることもある!?

特性は、変わらないが性格は変わる!?

発達障害の特性は、良くなったり治ったりすることはありません。しかし、幼児期と成人期ではタイプが変わることはあります。

ASD（アスペルガー症候群）には、大きく三つのタイプがあります。

1 積極奇異タイプ

知らない人に平気で話しかけたり、なれなれしく接したりする。

2 受身タイプ

自分から積極的に接触を図ろうとしないが、誘われれば付き合うタイプ。女性に多いといわれています。

3 孤立タイプ

他人と話したり関わったりすることに苦痛を感じ一人でいることを好む。

一般的に子どものときは1のタイプが多く、思春期から大人になるにつれ2や3のタイプに性格が変化していくケースがあります。子どものときには、積極的に大人の話に加わったのに、思春期になると、友だちと交流することもなく自分の部屋に閉じこもってしまうことも少なくありません。

女の子の場合は、男の子と違って思春期近くまで気になる問題行動が少なく、周囲に気づかれない場合もあります。しかし、成長とともに非常におとなしかったり、逆におしゃべり過ぎるといったような極端な行動が周囲から違和感を持たれて本人が悩んでいる場合もあります。

また、女性の場合は、成長とともに男性や積極的なリーダーの言うなりに動いてしまう人もいます。特性のある人にとっては、適度な距離感が必要な人間関係は大きな問題の一つといえます。

孤立を恐れず、力を発揮するケースも

ASDの人のなかには、一人でいることを苦痛に感じない人もいます。

一概には言えませんが、孤立することを恐れないことで新たな力を発揮する場合もあります。例えば、周囲の意見に流されず、自分の興味のあることを突き詰めて大きな成果を挙げたという例もあります。

歴史に名を残している偉人達のなかにも特性を持っていたと思われる人は意外に多いのです。

思春期は、人間として大きく変化する時期であり、変化することへの恐怖を感じる時期でもあります。

特に特性を持つ子どもにとっては、一般の人が経験していることとはまったく違う経験をしていることを知る必要があります。

だからこそ、子どもが持っている長所を見つけて伸ばしてあげることが、本人にとって一番良い支援なのではないでしょうか。

第2章

これだけは知っておきたい、発達障害

発達障害とは、言語・コミュニケーション・社会性などの発達に、偏りやゆがみなどなんらかの特性があることで生じる不適応状態をいいます。その特性には個人差はありますが、成長とともに進行することがありません。本章では発達障害を正しく理解するために、基本的な特性について見ていきます。

発達障害は、なぜ起きるの？

発達障害になる原因やそのメカニズムについては、まだ解明されたとはいえません。しかし、生まれつき脳の機能になんらかの不具合があるために起こる不適応の状態であることがわかっています。

発達障害は生まれつきの障害

最近、「発達障害」という言葉を耳にする機会が多くなりました。しかし、それがどのような状態なのか、一般的にはなかなか理解されにくいようです。

これまで発達障害は原因がよくわからなかったために、親の育て方、本人の性格、生活環境のせいなどと思われていました。また親自身も、「自分たちのしつけが悪かったのだろうか」「愛情の注ぎ方が足りなかったのでは」と悩み、自らを責めて苦しむ人が少なくありませんでした。

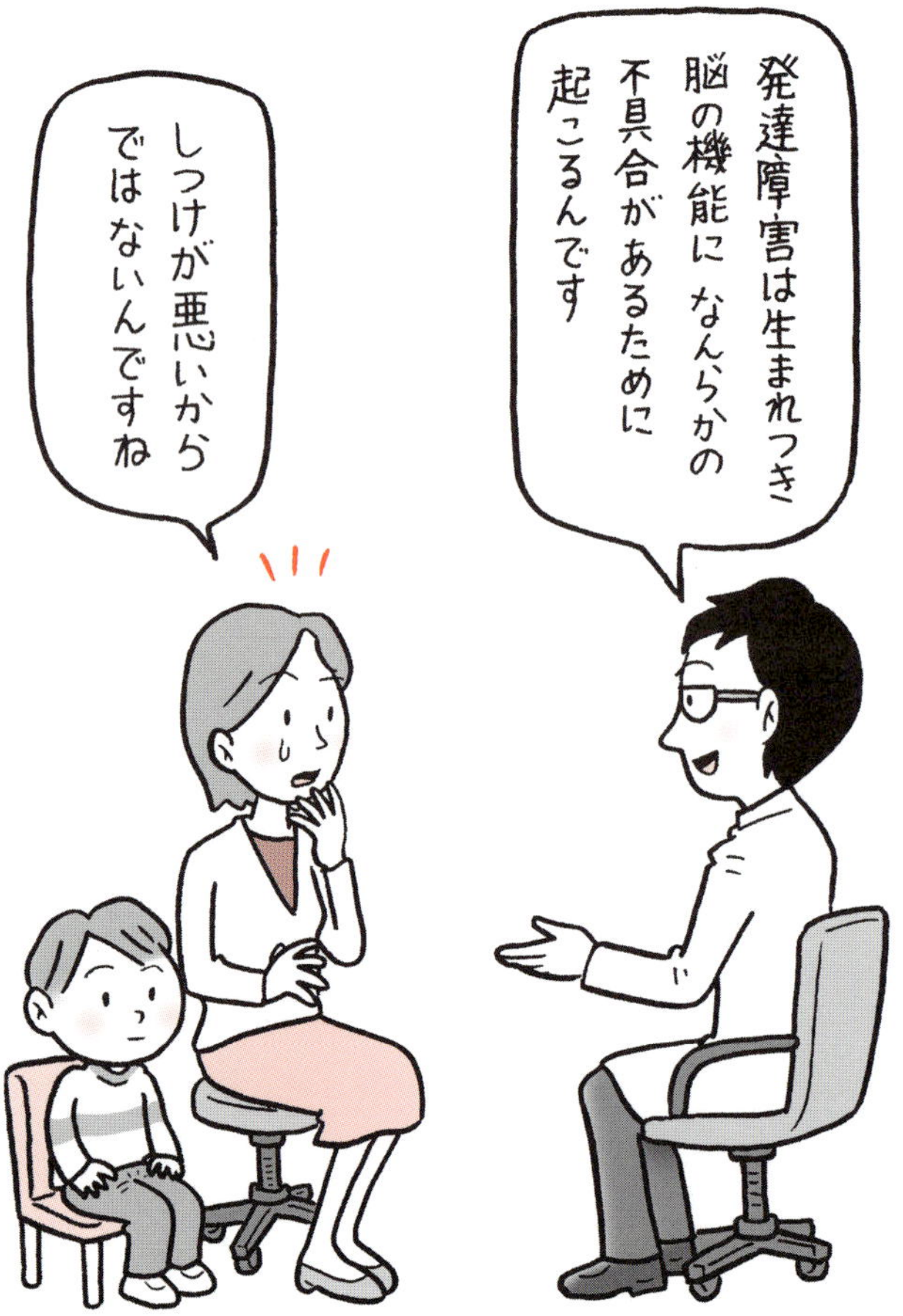
発達障害は生まれつき脳の機能に なんらかの不具合があるために起こるんです
しつけが悪いからではないんですね

しかし現在では研究が進み、発達障害は生まれつきの障害で、脳の機能になんらかの不具合があるために不適応の状態が起こること、親の育

て方や本人の性格とは無関係であることが明らかになっています。

　発達障害かどうかを判断するには、わかりやすく言えば「社会生活を送る上で問題が生じているかどうか」が基準となります。したがって、ある種の傾向はあっても、社会にうまく適応しているようなら、障害があるとはみなされません。

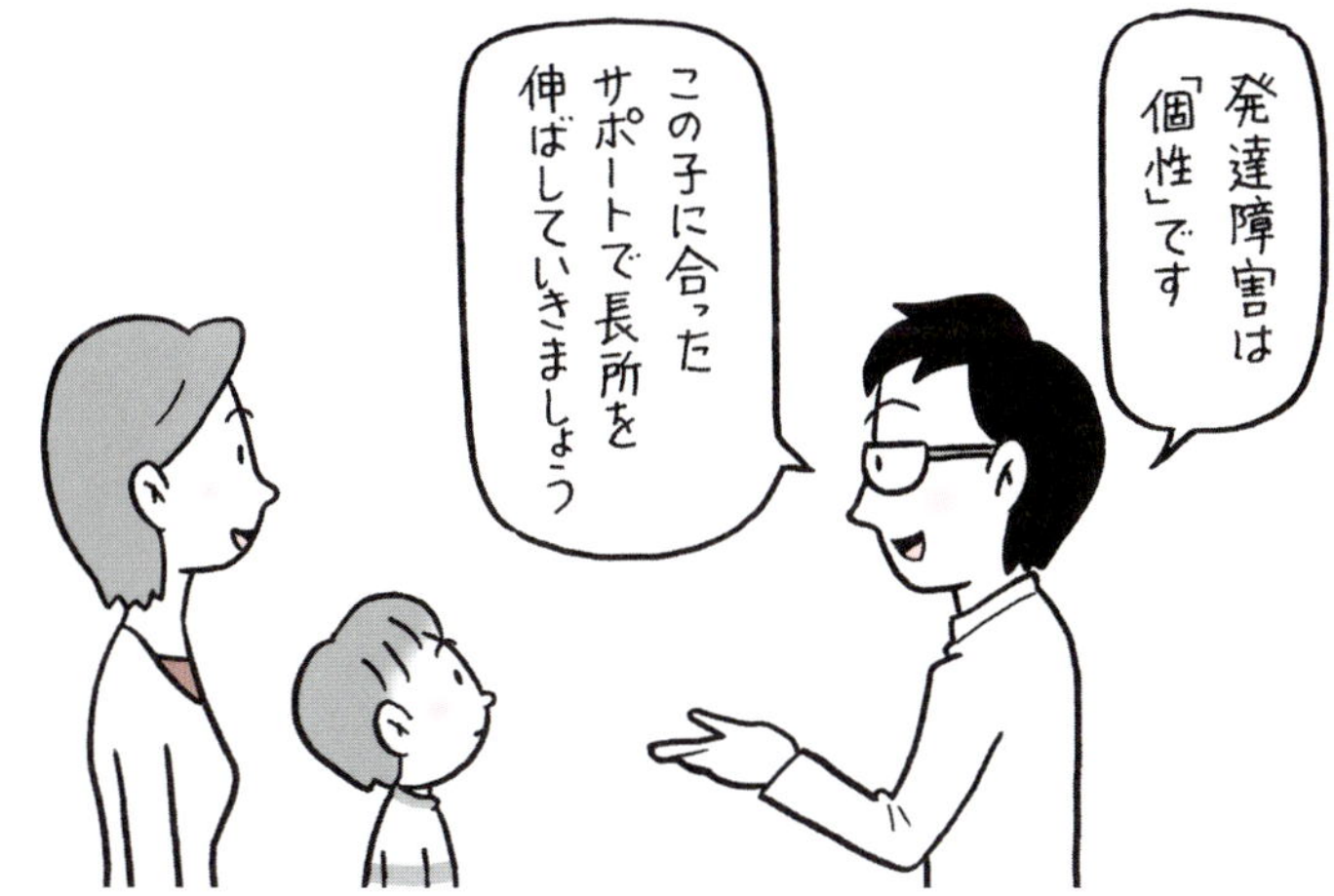
発達障害は「個性」です
この子に合ったサポートで長所を伸ばしていきましょう

発達障害は「個性」ととらえる

　発達障害は前述したように、生まれながらに脳機能になんらかの不具合があることで起こる障害です。そのため「治る」ということはありません。程度の差はあるものの、一生その特性による傾向が続くと考えられます。したがって、治癒や軽減させることを目指すのではなく、障害を「個性」ととらえて、成長の過程に合った適切なサポートを行うことが重要となってきます。

　発達障害の子どもも、日々成長していきます。多少の偏りはあるかもしれませんが、だれもがすばらしい可能性を秘めています。適切な環境で適切なサポートを受けることによって、その可能性を広げ、すぐれた能力や長所を伸ばしていくことができます。

　現在、国も「発達障害者支援法」という法律をつくって、支援に積極的に取り組もうとしています。また、発達障害の子どもに適した「特別支援教育」を実践する学校や学級も増えています。まずは、もっとも身近にいる保護者や家族が発達障害を正しく理解し、あたたかく見守っていくことが、子どもの健やかな成長を促します。

お母さんへのワンポイント

発達障害は、子どもの「個性」です。周囲の理解とサポートによって、すばらしい可能性を広げ、能力を伸ばしていくことができます。

どうして脳に不具合が起きるの？

確かなことはわかっていませんが、「妊娠中や出産時のトラブル」、「遺伝子の問題」などが関係していると考えられています。

遺伝子の可能性も原因の一つとされているが……

発達障害は、生まれつき脳の機能になんらかの不具合があることによるトラブルだということは前述しました。ではなぜ、脳にそのようなトラブルが起きるのでしょうか。

原因やメカニズムについて確かなことはまだよくわかっていませんが、二つの要因において研究が進められています。一つは、遺伝子には問題はないが、妊娠中や出産時におけるなんらかの影響が、胎児の脳に障害をつくるというもの。もう一つは、精子と卵子がそれぞれ持っている遺伝子の情報になんらかの異常が起きて、脳に障害が起きるというものです。

前者は、今のところ「原因の一部になっているようだが、主原因とはいえないかもしれない」という見方が有力のようです。後者については、たとえば基本的に同じ遺伝子を持つ一卵性双生児の場合、一人が発達障害だと、もう一人も発達障害である確率が40～98％とかなり高くなります。この点では、遺伝子との関わりがありそうだといえるかもしれません。

遺伝子とは

遺伝子とは、生命を生み出し、機能させるために、必要な情報が書き込まれた設計図のようなものです。人間は60兆個もの細胞でできており、一つひとつの細胞の核に23対46本の染色体があり、23本は父親から、23本は母親から受け継ぎます。その染色体の重要な部分を構成するDNAの中に、遺伝子は含まれています。

親から子への遺伝を裏付けるデータはまだ不十分

遺伝子となんらかの関係があるからといって、単純に親から子へ遺伝すると思い込んでしまうのは早計で

一卵性双生児の場合

1人が発達障害で、もう一人が発達障害である確率は40～98%

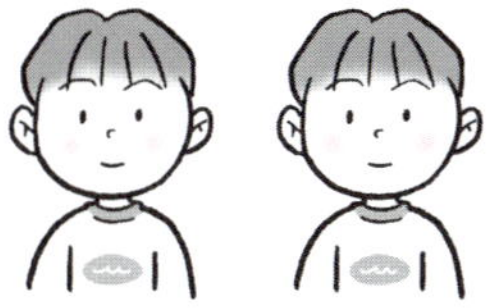

二卵性双生児の場合

二卵性双生児や兄弟姉妹の場合、ともに発達障害である確率はあまり高くない

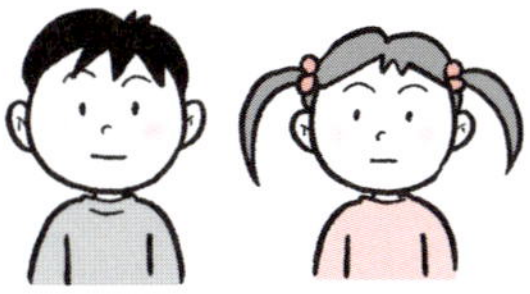

親子の場合

発達障害の親から発達障害の子どもが生まれる確率は、かなり高いことが明らかになってきている

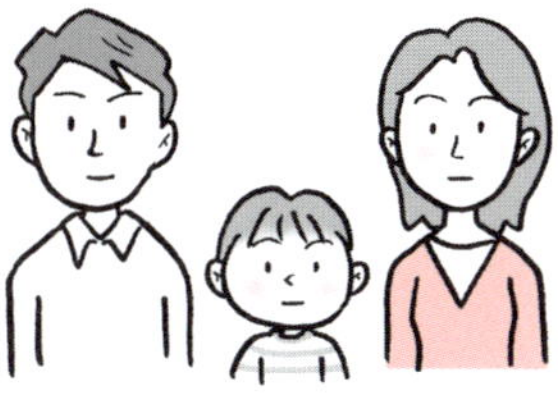

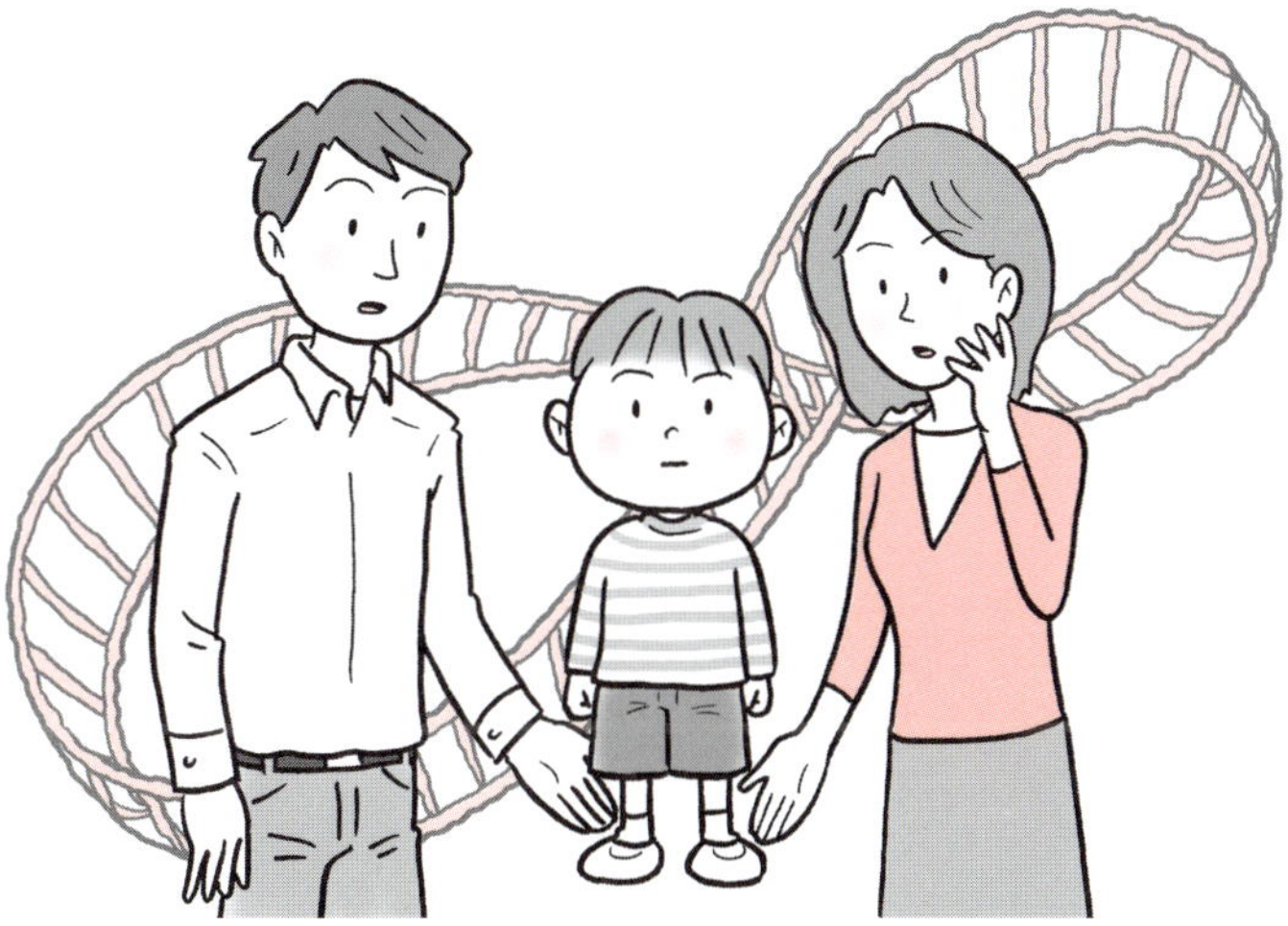

す。双生児でも遺伝子の違う二卵性双生児や、兄弟姉妹の場合は、ともに発達障害を発症する確率は5～10%にすぎません。しかし、発達障害の親から発達障害の子どもが生まれる確率は、かなり高いことがわかってきました。

ただし、発達障害が必ずしも親から子へ遺伝するわけではありません。実際、親子ともに発達障害であるというケースが多いことを裏付ける科学的証拠やデータは、十分にあるわけではありません。発達障害の遺伝子を持っているとは考えにくい親から、発達障害の子どもが生まれることがありますし、発達障害のある子どもの兄弟姉妹であっても、多くはふつうに成長しています。

お母さんへのワンポイント

発達障害は、必ずしも親から子へ遺伝するわけではありません。情報を鵜呑みにして惑わされずに、子どものありのままを見てあげましょう。

発達障害は、いつごろわかるの？

発達障害の特性は、生後すぐには現れません。2〜3歳くらいになると目立ってくることが多いようですが、特性の現れ方はそれぞれ違います。

発達障害の特性は生後すぐには現れない

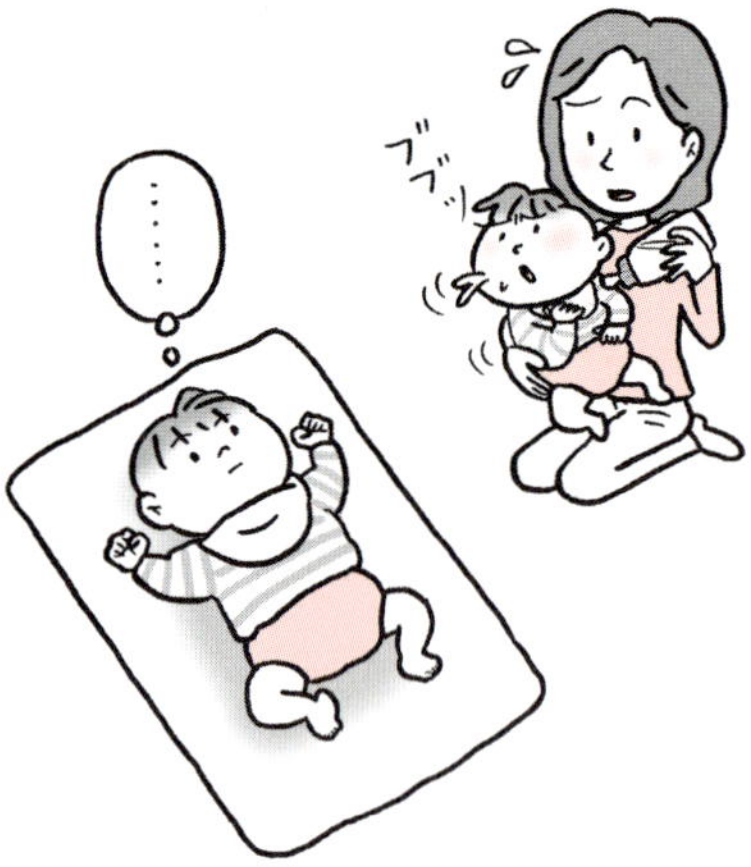

発達障害があっても、生後すぐはふつうの赤ちゃんとほとんど変わりません。しかし、特性がところどころに現れる場合もあります。

たとえば、ミルクがほしいときやおむつが濡れているときなど、ふつうは泣いて知らせますが、発達障害のある赤ちゃんは平然としていることがあります。ベッドで一人寝かされていても、グズったりせずおとなしくしています。その様子を見て親は、「泣かない賢い子」「グズらなくて手のかからない子」と感じたりします。

ただ、発達障害の現れ方はそれぞれです。手のかからない子どもは、逆にいつもに泣いている、ミルクをきちんと飲まない、寝つきが悪い、寝てもすぐ目を覚ますなど、手を焼く例もあります。

特性は2〜3歳ごろから目立ち始める

ほかの子と比べて、「少し変わっているかな?」と思い始めるのは、2歳を過ぎたころからが多いようです。もっともわかりやすいケースとして、「共感を示さない」「言葉の遅れ」などが挙げられます。

たとえば、「名前を呼んでも振り向かない」「視線を合わせようとしない」などは、よく見られる傾向です。また、「アーウー」といった声は出しても、「パパ、ママ」といった言葉が出ず、何度教えても言おうとしません。また、「おやつがほしい」という言葉を言わずに、親の手をつかんでおやつの入った戸棚に連れていくという行動をとるなど、他の子どもと少し変わった点が目立つようになります。

　また、一人でいることを好むのもよく見受けられる特徴です。だれかと一緒に遊ぶよりも、一人で遊ぶことを好んだり、一つのおもちゃに執着して、それを手に取るとほかのことがいっさい目に入らなくなるということもあります。

　ほかにも、好ききらいが激しい、眠らない、いつも体を動かしているなどがあり、親が育てにくさを痛感することも少なくありません。

お母さんへのワンポイント

子どもの発達は個人差が大きく、人によって特性が目立ってくる時期も変わってきます。気になることを短絡的に発達障害の特性だと考えないようにしましょう。

診断は3～4歳になってから

　成長とともに、ほかの子どもとの違いがより明らかになってきます。3歳児健診の際に、医師から指摘される場合もあります。そこで病院などに相談に行き、発達障害と診断されるのは3～4歳ごろが多いようです。言い換えると、気になるところがあっても、2歳になる前に発達障害の診断をするのは容易ではありません。

　その理由として、発達障害の診断の目安の一つである「言葉の遅れ」は、2歳以前の段階では判断しにくいからです。言葉の発達の早さは人それぞれですし、なかには2歳ごろまではまったく気になる点がなかったのに、その後発達障害と診断されるケースもあるのです。

　また、発達障害の中には、何度同じことをいっても言うことを聞かない、少しの間もじっとしていないなどといった特性がありますが、これは度合いの差はあれ、多くの子どもに当てはまるものです。幼稚園や小学校に上がるなど、団体行動や授業など努力しなければいけない活動に従事するようになってから表面化するケースもあります。

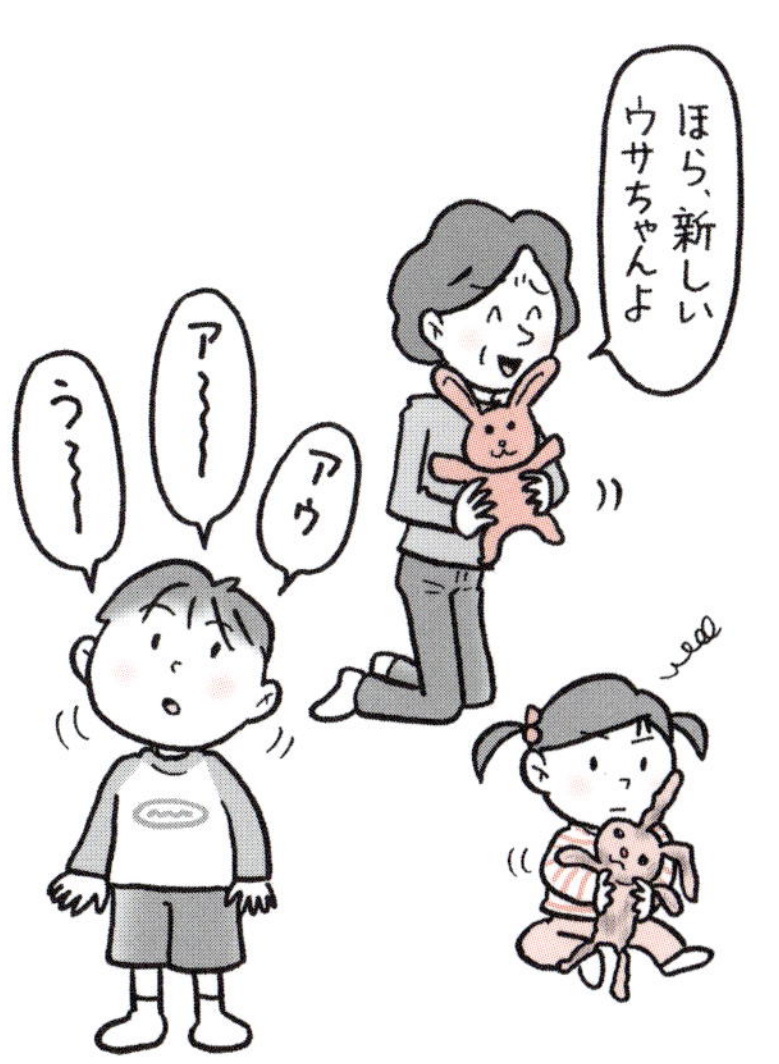

発達障害は、どんな種類があるの？

発達障害には、大きく三つの種類に分けられます。本書では、「自閉症スペクトラム障害（ＡＳＤ）」「注意欠如・多動性障害（ＡＤＨＤ）」「学習障害（ＬＤ）」について取り上げます。

発達障害は、大きく三つのタイプに分けられる

発達障害にはいくつかの種類がありますが、大きく「自閉症スペクトラム障害（ＡＳＤ）」「注意欠如・多動性障害（ＡＤＨＤ）」「学習障害（ＬＤ）」の三つに分けられます。どの種類の発達障害かを見分けるために、さまざまな診断基準や指標が設けられています。発達障害の現れ方は人それぞれで、単独の障害として現れる場合もあれば、複数の障害が併存している場合もあります。

自閉症スペクトラム障害（以下ＡＳＤ）は、かつては「自閉症」「自閉性障害」「広汎性発達障害」「アスペルガー症候群」など、さまざまな名称が用いられていました。しだいにこれらをまとめて一つの連続体（スペクトラム）ととらえるようになり、現在では自閉症スペクトラム障害の名称が広く用いられています。

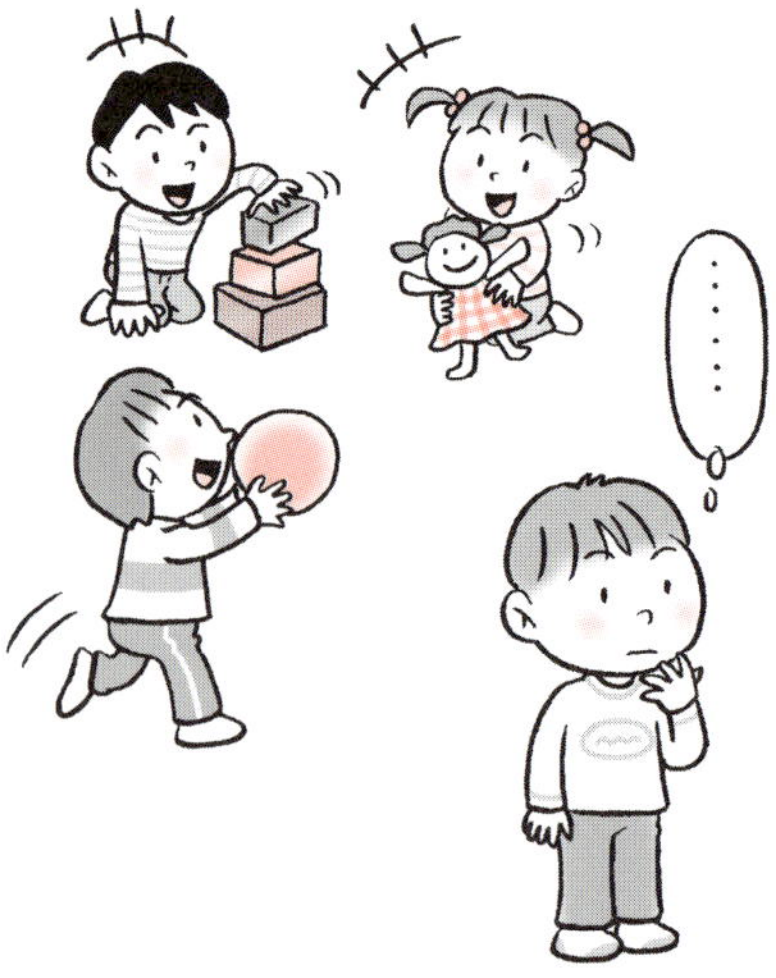

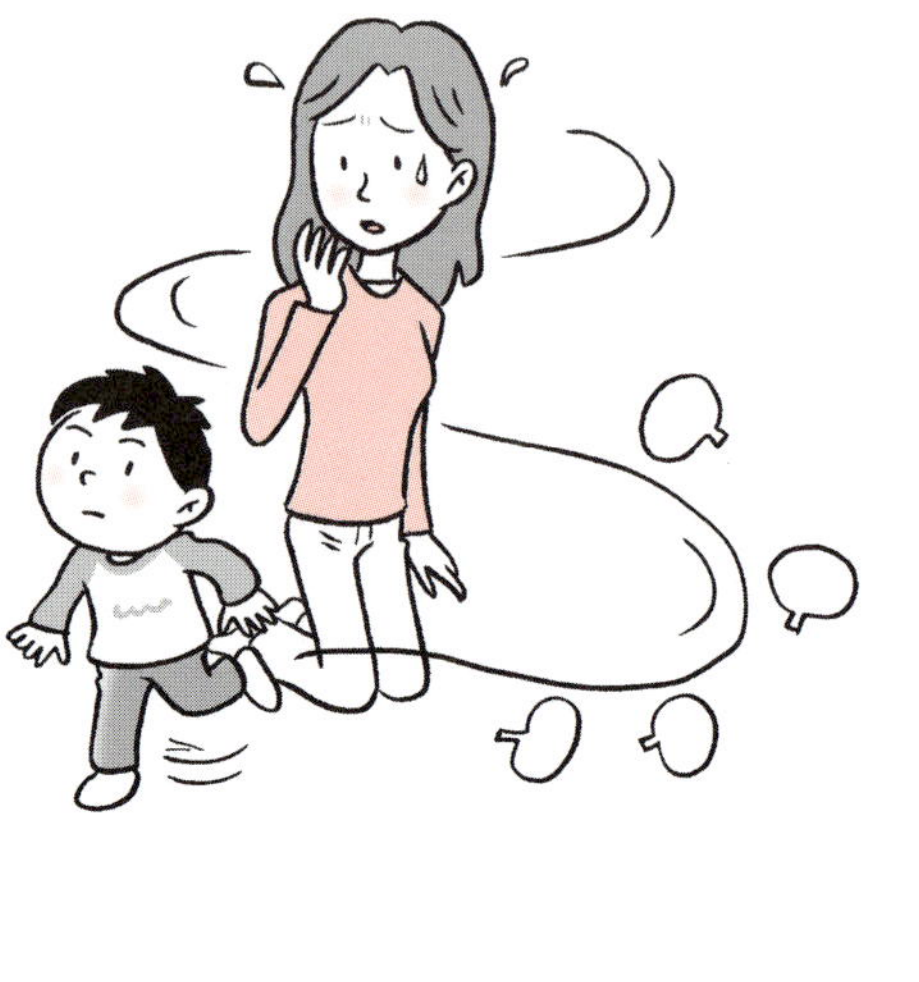

ＡＳＤの大きな特徴として、「コミュニケーションの障害」「社会的なやりとりの障害」「こだわり行動」の三つがあります。具体的には、社会的な対人関係を築くのがむずかしい、他人とコミュニケーションがと

りにくい、活動や興味の範囲が狭く、こだわりが強いことなどがあげられます。

注意欠如／多動性障害（以下ＡＤＨＤ）によく見られるのは、「不注意」「衝動性」「多動性」という主に行動面における特性です。落ち着きがない、よく考えずに行動する、ものをよくなくす、注意を一つに向けられない、一つのことに集中するとほかのことに注意が向けられない、時間が守れないなど多岐にわたります。

学習障害（以下ＬＤ）は、知的能力が〝部分的に〟遅滞している状態のことです。知的能力には、「聞く」「話す」「読む」「書く」「計算する」「推論する」などがありますが、これらのうち一つ以上に遅れや困難が認められます。したがって小学校入学後に、授業で「教科書が読めない」「漢字が書けない」「算数の問題文が理解できない」などによって気づくケースがほとんどです。また、こうした状態は個人の努力ではどうすることもできません。

本書で取り上げる発達障害のタイプ

✦ 自閉症スペクトラム障害（ASD）

ASDには、自閉症、アスペルガー症候群、そのほかの広汎性発達障害が含まれます。ASDの典型的な特性として、「コミュニケーションの障害」「社会的なやりとりの障害」「こだわり行動」という三つが挙げられます。しかし、その度合いは人それぞれに異なり、軽いものから重いものまで区別がつけにくいことから、スペクトラム（連続体）という言葉を用いて、自閉症スペクトラム障害と呼ばれるようになりました。

✦ 注意欠如／多動性障害（ADHD）

「不注意」「衝動性」「多動性」などの特性があり、集中力がない、落ち着きがない、よく考えずに行動する、ものをなくす、忘れ物をする、時間を守れないなど、おもに行動面に特徴があります。

✦ 学習障害（LD）

「読む」「聞く」「話す」「書く」「計算する」「推論する」など、学習能力の習得に時間がかかる状態をいいます。

✦ 三つが併存することもある

ASDとADHD、ADHDとLDというように、種類の異なる発達障害を併せ持つ場合もあります。また、突発的で不規則な体の動きや発声を繰り返す「チック障害」などと併存することもあります。

お母さんへのワンポイント

発達障害は男の子に多い印象がありますが、男女の比率はほぼ同じで変わりません。ただし、特性の現れ方が男女で異なる場合があります。

ASDの基本的な特性って？

ASDの子どもは、「社会的なやりとりの障害」「コミュニケーションの障害」「こだわり行動」という三つの特性を持っています。三つの特性があっても、知的な遅れや言葉の遅れがない場合もあります。

ASDの基本的な特性

ASD（自閉症スペクトラム障害）の基本的特性として、「コミュニケーションの障害」「社会的なやりとりの障害」「こだわり行動」があげられます。これらを「三つ組み」の特性といいます。

コミュニケーションの障害は、言葉を使って相手になにかを伝えるなどのやりとりがむずかしいことに加え、身振り手振りなどの非言語的コミュニケーションが理解できないことなどを指します。

社会的なやりとりの障害は、場の空気を読むことができない、暗黙のルールを理解できないなど、社会的な場面に沿った行動がとれないことをいいます。

ASDの基本的な三つの特性
（三つ組みの特性）

1 人との関わりが苦手
（社会的なやりとりの障害）
- 人と目を合わせない
- 名前を呼ばれても反応しない
- 相手や状況に合わせた行動をとるのが苦手
- 自己主張が強く一方的な行動が目立つ

2 コミュニケーションがうまく取れない
（コミュニケーションの障害）
- 言葉の遅れ
- 言われた言葉をそのまま繰り返す（オウム返し）
- 相手の表情から気持ちを読み取れない
- たとえ話を理解することが苦手

3 こだわりがある・想像力が乏しい
（こだわり行動）
- 言われたことを表面的に受け取りやすい
- 「ままごと遊び」をあまりしない
- 決まった順序や道順にこだわる
- 急に予定が変わるとパニックを起こす

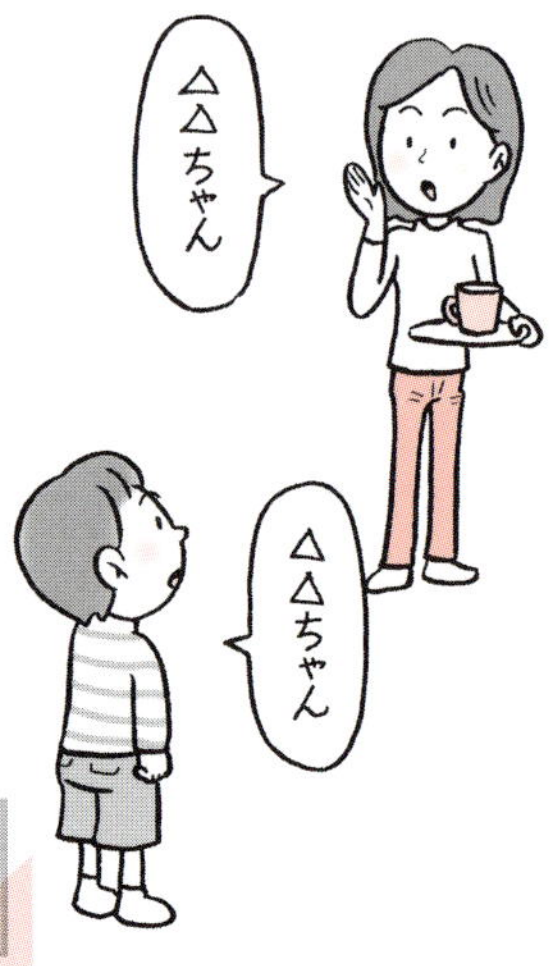

こだわり行動はその言葉の通りで、物事のある一部分に強い関心を持ったり、決めたツールや手順に沿った行動をとること。たとえば、電車ではなく電車に書かれた文字に興味を示す、お昼の時報と同時に昼食を食べ始める、おもちゃを自分の好きな順番に並べるなど、独特のこだわりを見せます。これらは不安や緊張と関連した行動と考えられています。

幼児期は、とくに女の子の場合、ASDのこうした特性が目立たず、気づかれないことがあります。しかし、小学校に入学すると空気が読めないために周囲になじめず、孤立してしまうことがあります。

アスペルガー症候群の特性

① マイペースな対人行動

・相手の気持ちや状況を考えない
・マイペースな言動が目立つ
・人見知りをしない
・自分の言いたいことだけはよくしゃべる
・思いついたことをそのまますぐに口に出す
・友だちと遊んでいても、飽きたりほかに興味が移ると、途中でも平気で抜けてしまう
・周囲からは、自分勝手でわがままと思われることが多い

② 早くて達者な言葉の発達

・言葉の遅れがなく、むしろ早いことも多い
・むずかしい言葉や漢字表現、英語表現を好む
・年齢の割に大人びた話し方、ていねいな話し方をする
・プロソディ表出（※１）の障害はないか、軽い
・反響言語（※２）は少ない
・冗談や比喩はわかることが多いが、皮肉の理解は困難
・言葉を表面的に受け取りやすく、言外の意味を理解しいにくい
・代名詞の理解が困難なことがある

※１　プロソディ＝イントネーションやリズムのこと
※２　反響言語＝いわれたり聞いたりしたことをそのまま使うこと（オウム返し）

③ 融通がきかない行動

・ごっこ遊びやストーリのある物語をつくれるが、パターン化することが多い
・気になったことを繰り返しいったり、聞いてきたりする
・決まりきった言動が多い
・自分が納得したルールにはだれでも守ることを要求しやすい

④ その他

・ＡＤＨＤと同様の行動特徴（多動・不注意など）を示すことが多い
・手先が不器用なことが多い
・文字が乱雑なことがある
・教えていない文字が早く読めるようになることがある
・被害者的な言動が多い

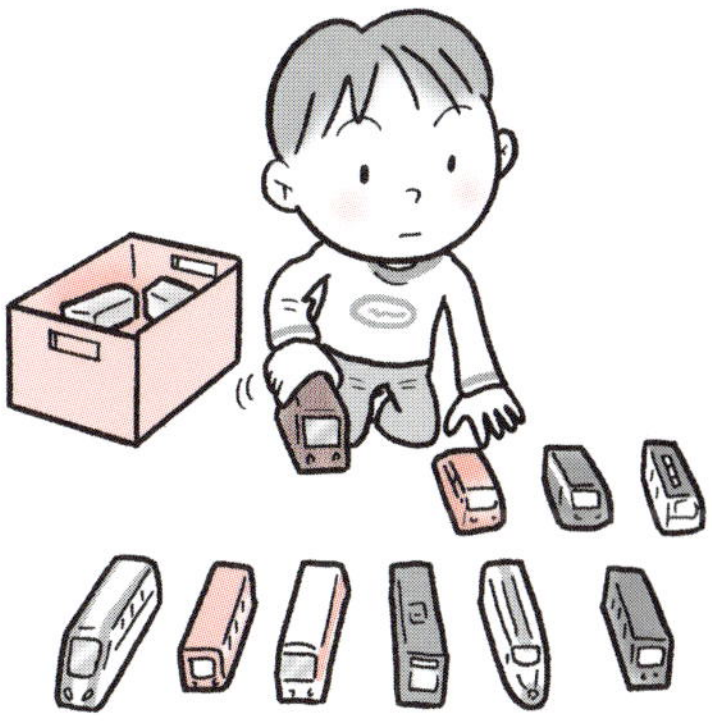

お母さんへのワンポイント

女の子の場合、幼児期には特性が目立たず、気づかないことも少なくありません。集団生活が始まると、特性ゆえに周囲とうまくいかないケースが増えてくる場合もあります。

ＡＤＨＤの基本的な特性って？

ＡＤＨＤ（注意欠如／多動性障害）には、「不注意」「多動性」「衝動性」という三つの基本的な特性があります。また、ＬＤやＡＳＤなどほかの発達障害と併存している場合もあります。

ＡＤＨＤの基本的な特性

ＡＤＨＤは、英語で「attention《注意》-deficit《欠如》 hyperactivity《多動性》 disorder《障害》」といい、「不注意」「落ち着きがない（多動性）」「よく考えずに行動する（衝動性）」という三つの特性があります。アメリカ精神医学会による診断基準（ＤＳＭ）では、「知能発達に大きな遅れはなく、環境によるものが原因ではないにもかかわらず、多動、衝動性があり、注意が集中できない状態」と定義されています。

　また、ＡＤＨＤには三つの特性に加えて、ほかの障害を併せ持っている場合が多くあります。たとえば、学習障害（ＬＤ）を持っている子どもはおよそ6割、不安障害や気分障害を持っている子どもは2～7割とされています。

以前はさまざまな診断名がつけられていた

ＡＤＨＤの特性は4歳以前、遅くとも7歳以前に現れてくることが多いようです。ただ、12歳ごろに気づかれるケースもあります。一方、多動があまり目立たず、注意や集中ができないことをおもに訴える「注意欠如障害（ＡＤＤ）」の子どもは、問題行動がそれほど目立ちません。そのため青年期まで、もしくは青年期以降もきちんとした診断がされないこともあります。

　このＡＤＨＤという診断名が用いられるまでには、ずいぶんと変遷が

お母さんへのワンポイント

特性の現れ方は十人十色です。ＡＤＨＤの基本特性の一つである「多動」があまり見られず、問題行動がさほど目立たないケースもあります。

ＡＤＨＤの基本的な三つの特性

不注意

・集中力がない
・モノをよくなくす
・細かいことに気が付かない
・忘れ物が多い
・特定のことに注意を留めておくことが困難で、課題に取り組んでもすぐに飽きてしまう。

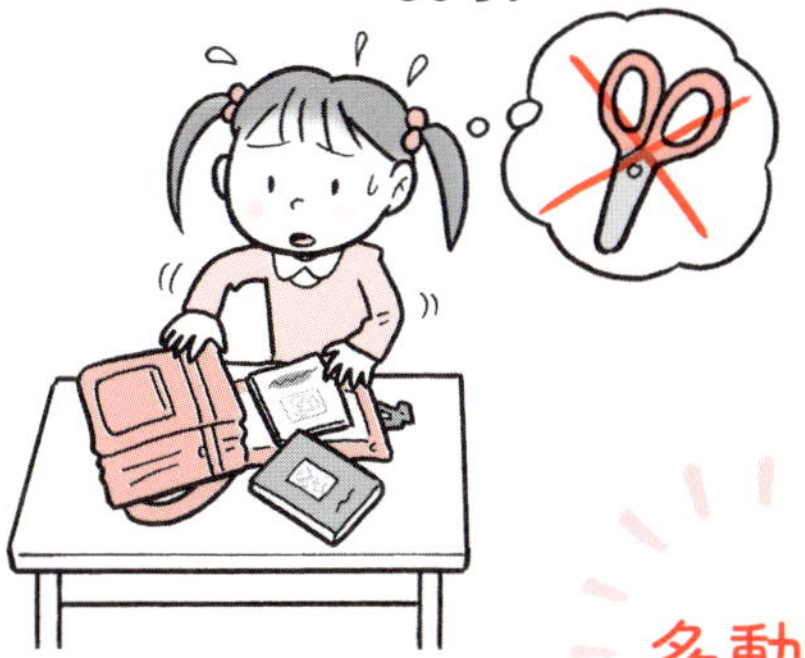

衝動性

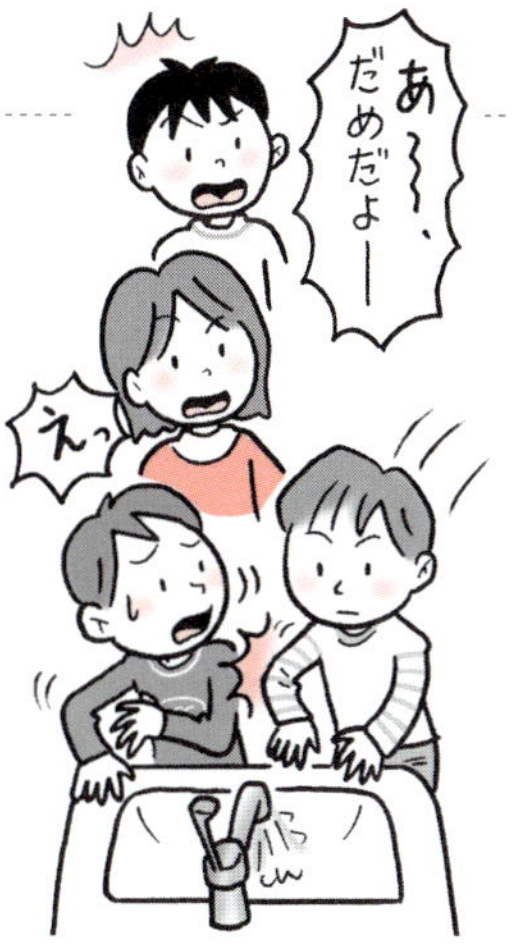

・順番を待てない
・列に割り込む
・先生からあてられる前に答える
・他の児童に干渉する

多動性

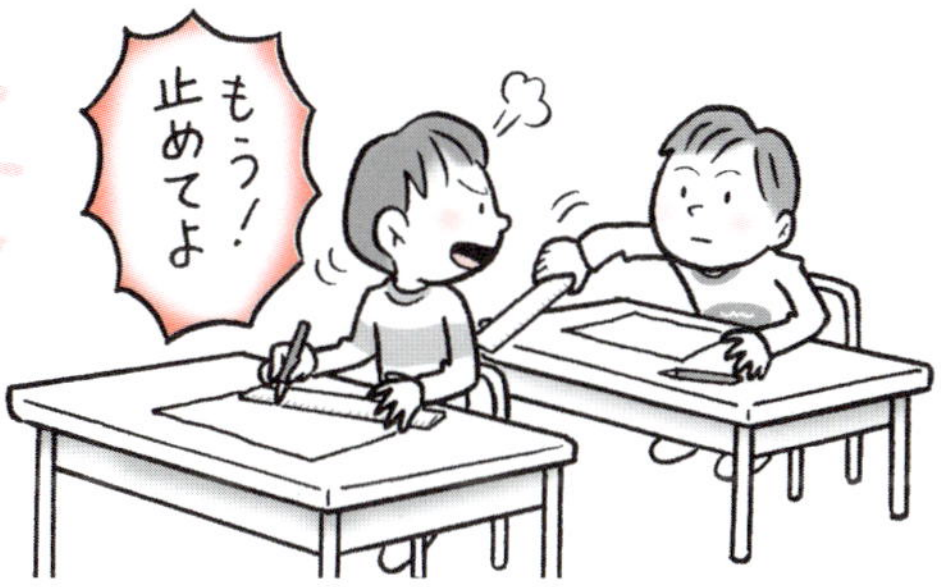

・じっとしていられない
・授業中も席を立ってウロウロする
・静かに遊んだり、読書をしたりすることが苦手
・手や足をいつもいじっている
・授業中でも物音をたてたりする

ありました。１９４０年ごろは、軽い脳炎後や頭部外傷を受けた子どもたちが、あとになって極端によく動き、過度に不注意で、衝動的になることがあったことから、脳になんらかの小さな損傷ができたために起こる症状と考えられ、「微細脳損傷症候群」と呼ばれていました。また、一過性の脳の機能不全だとして「微細脳機能不全」と呼ばれたり、症状そのものをあらわす診断名として「小児期多動反応」や「過活動児童症候群」といわれることもありました。

しかしその後、前述の「ＤＳＭ」が診断基準に使われるようになり、「多動が中心の症状ではなく、注意を集中あるいは持続することが困難（不注意）なために、多動、衝動的になる」と考えられるようになって、ＡＤＨＤが診断名として用いられるようになりました。

LDの基本的な特性って？

LD（学習障害）は、「読む」「聞く」「話す」「書く」「計算する」「推論する」など脳の認知機能のいずれかに不具合が生じた状態をいいます。しかし、医療的な意味の障害ではありません。

六つの学習能力のどれかに障害がある状態

LDは、英語の「Learning Disorder」の略で、日本では「学習障害」と訳されます。その基本的な特性は、知能全般は正常であっても、「聞く」「話す」「読む」「書く」「計算する」「推論する」という六つの能力のうち、一つ以上の修得や使用に障害があることです。その特性は同じように現われるのではなく、人それぞれに違い本人の努力ではどうしようもありません。また、ほかの発達障害と併存している場合もあります。

お母さんへのワンポイント

LDは知能全般に問題があるわけではありません。子どもの特性を考慮した認知のしかたを考えていきましょう。

「聞く」ことの障害

- 会話が理解できない
- 文章の聞き取りができない
- 書き取りが苦手
- 単語や言葉の聞き誤りが多い
- 長い話を理解するのが苦手
- 長い話に集中できない
- 言葉の復唱ができない

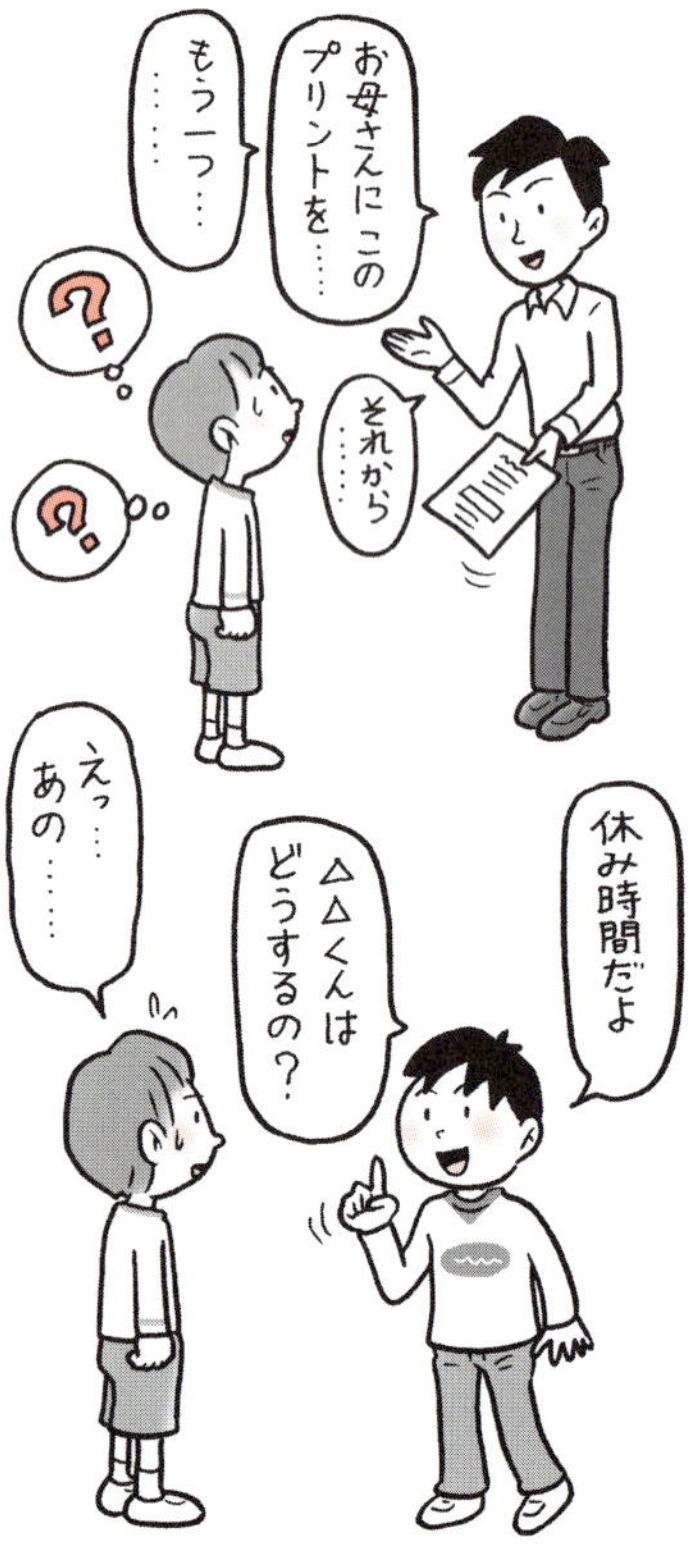
お母さんにこのプリントを……
もう一つ……
それから……
休み時間だよ
△△くんはどうするの？
えっ…あの……

ＬＤのおもな特性

「推論する」ことの障害

- 算数の応用問題・証明問題・図形問題が苦手
- 因果関係の理解・説明が苦手
- 長文読解が苦手
- 直接示されていないことを推測することが苦手

「話す」ことの障害

- 筋道を立てて話すことが苦手
- 文章として話すことが苦手
- 会話に余分なことが入ってしまう
- 同じ内容を違う言い回しで話せない
- 話が回りくどく、結論までいかない

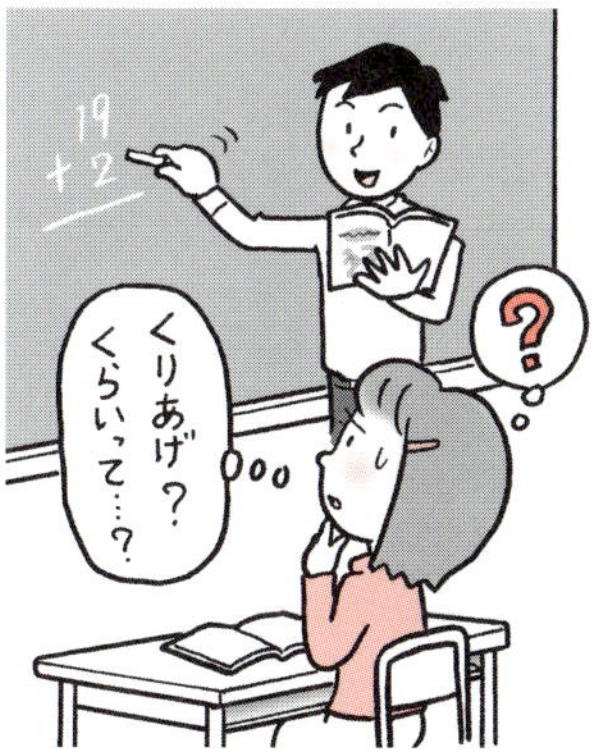

「計算する」ことの障害

- 数字の位どりが理解できない
- 繰り上がり、繰り下がりが理解できない
  ＊数字は１～９となり、繰り上がりで10と0から始まるという概念が理解できない。
- 九九を暗記しても計算に使えない
- 暗算ができない

「読む」ことの障害

- 文字を発音できない
- 間違った発音をする
- 促音（小さな「つ」）や拗音（小さな「や」「ゆ」「よ」）を発音できない
- 単語を読み誤る（例えば「つくえ」を「つえく」と読んでしまうなど
- 文字や単語を抜かして読む
- 読むのが遅い
- 文章の音読はできるが、意味が理解できない

「書く」ことの障害

- 文字が書けない
- 誤った文字を書く
- 漢字の部首（へんとつくり）を間違う
- 単語が書けない、誤った文字が混じる
- 単純な文章しか書けない
- 文法的な誤りが多い（「てにをは」の誤りなど）

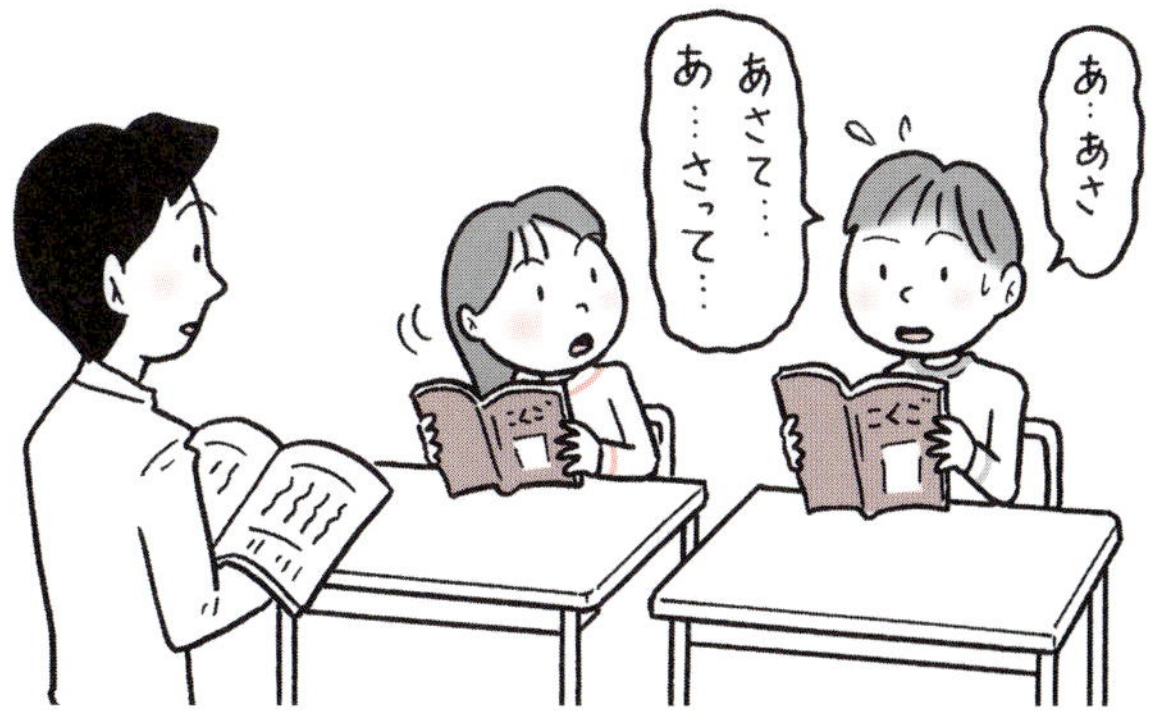

COLUMN

子どもの将来をどう考えるか

発達障害のある子どもがいる家庭では、進学や就職など悩みはつきないことでしょう。しかし、発達障害は〝治る〟というものではありません。10年先20年先を思いわずらうのではなく、半年先や1年先など近い将来に目標をおいて、一歩一歩進んでいくように考えましょう。

　発達障害の子どもの成長には個人差があります。高い段階まで発達していく子どももいれば、そうでない子どももいます。発達を山登りでたとえると、頂上まで登っていける子ども、7合目まで行ける子ども、5合目まで行ける子どもとさまざまです。「ならば少しでも上まで登らせたい」と願うのが親心かもしれません。しかし、5合目が到達点の子どもを7合目まで、7合目が到達点の子どもを頂上まで早く登らせようと躍起になるよりも、子どもと歩調を合わせ、一緒に楽しみながら、その子に合った到達点まで登っていく方が、子どもも家族も幸せではないでしょうか。子どもに多くを期待するよりも、子どもを幸せにしてあげることを目標にすると、よい成長につながるものです。

　進学や就職については、本人の希望次第で十分可能です。高校は普通高校のほかに、定時制高校や特別支援学校高等部などがあります。ここでは障害の状態に合わせた授業が受けられるほか、その後の自立に役立つ専門分野の指導を受けることができます。

　高校卒業後は大学や短大に進学する人、働くためのスキルが身に付けられる専門学校や就職訓練校に進む人などもいます。ほかにも、ある分野にすぐれた才能を発揮する学者や芸術家など、一芸に秀でていて、それを生かした専門職に就く人もいます。

　近年、発達障害者の就労を支援する法律も施行され、社会に出て仕事をし、自立への選択肢も広がりつつあります。それにはまず近い将来に目標をおき、無理をさせず無理をせず、子どもと一緒に歩んでいくことが大切です。

第3章

発達障害の診断を受けたら、どうすればいいの？

発達障害は、３～５歳くらいまでは確定診断が難しいといわれています。しかし、その特性の一部は赤ちゃんのころから現れてくることが少なくありません。できるだけ早く特性に気づいて、早めにサポートしてあげることが重要です。特性のある子どもを支援するさまざまな公的機関やサービスがあるので、積極的に利用しながら、子どもの成長を見守っていきましょう。

どこに相談したらいいの？

子どもの日々の様子を見ていて、「なんだか変だな」と思ったら、できるだけ早く児童相談所や保健所・保健センター、医療機関などに相談に行きましょう。

公的機関を積極的に利用しよう

子どもに発達障害がある場合、さまざまな支援が必要です。その支援を保護者だけで行うのは、現実的にむずかしいことです。もし、子どもの日々の行動や言動に発達障害のサインが見られ、「なにか変だな」「もしかしたら……」と思ったら、まずは子どもの支援を行っている公的機関を積極的に利用しましょう。

小学校入学前なら、各市町村にある児童相談所、保健所や保健センターに相談するといいでしょう。児童相談所は、子どもについてのさまざまな相談を受けてくれるほか、発達障害の専門医と連携している相談所では、必要に応じて医療機関に紹介してくれます。また、各都道府県には発達障害者支援センターが設置されており、定期的に発達相談や二次健診、育児指導やアドバイスを行っています。まずは電話で相談してみるといいでしょう。

小学生や中学生の場合は、児童相談所のほかに各都道府県にある精神保健福祉センターがあります。精神保健福祉センターでは、子どもの発達や行動面の問題、家庭内暴力、引きこもり、精神障害など心の健康相談もすることができます。

また、学校内でも支援体制をつ

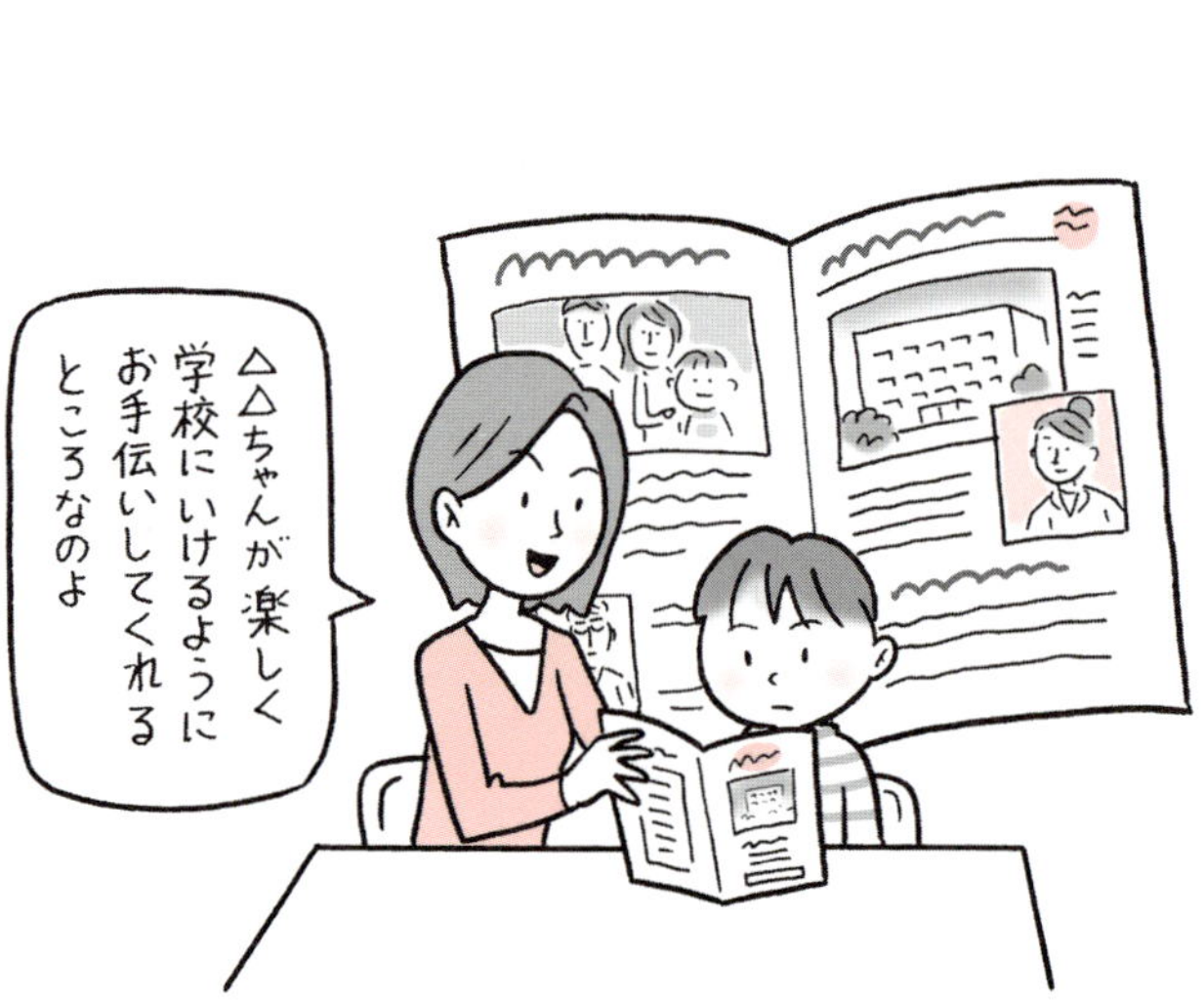

△△ちゃんが楽しく学校にいけるようにお手伝いしてくれるところなのよ

くってもらうことができます。特別支援教育コーディネーターの役割を担う先生に相談してみましょう。特別支援教育コーディネーターは、校内委員会と相談して、医療機関や福祉機関、専門家の紹介や調整など行います。小学校入学後なら、積極的に活用しましょう。

無理に子どもを連れて行かず保護者だけの相談もできる

公的機関や専門機関に相談に行く際、子どもが一緒に行くのを嫌がることがあります。そのような場合は、ほとんどの機関が保護者だけでも相談を受けつけてくれます。子どもを無理やり連れて行こうとせず、まずは保護者だけで相談に行ってみましょう。

子どもを連れて行く場合は、どんなところか、何をするところなのかをやさしく子どもに説明し、子どもの不安を取り除いてあげることも重要です。施設の写真やパンフレットを見せたり、カレンダーに印をつけるなどして、子どもが安心して一緒に相談に行くことができるように工夫してみましょう。

相談できる公的機関

保健所・保健センター

地域の保健所や保健センターでは、子どもの発達の相談にのっています。乳幼児期だけでなく、学童期の子どもでも相談できます。

児童相談所

各市町村に設置してあり、18歳未満の子どもに関する様々な相談に応じる機関です。教育や生活全般、子どもの発達状況や障害に関する相談や悩みなどに幅広く対応しています。

発達障害者支援センター

発達障害児（者）への支援を総合的に行う専門機関。保健、医療、福祉、教育、労働などの関係機関と連携し、発達障害児（者）と、その家族からのさまざまな相談に応じ、指導と助言を行っています。

精神保健福祉センター

心の健康相談（引きこもりや精神障害など）の窓口で、各都道府県に1つ以上設置されています。

大学の研究室に併設された総合相談センター

発達障害に関する相談窓口を持っている大学もあります。

お母さんへのワンポイント

特性のある子どもを支援する公的機関やサービスがあります。子育てに関して不安や戸惑いを感じたら、思い切ってドアをたたいてみましょう。

診察を受けるとき注意することは？

子どもが発達障害かもしれないと思ったら、4～5歳くらいまでに医療機関を訪ね、医師の診察を受けるといいでしょう。

医療機関を受診するときは

子どもに発達障害の特性を示す言動や行動が見られたら、4～5歳くらいまでに医療機関で診療を受けるといいでしょう。問題がないと判断されれば安心できますし、仮に問題があると判断されても、小学校入学前に集団生活に適応できるようにサポートしたり、学習に必要な基礎的能力について対応策をとっておくことができるからです。

ただ、初めて子どもを連れて医師の診察を受けるという場合、「障害の有無をはっきりさせよう」と気負わないことが大切です。気になる点や不安に思っていることを相談するくらいのつもりで臨みましょう。

診察で医師がいちばん見たいのは、名前を呼んだときに振り返るか、どれくらい話せるか、またはどんなことを話すか、お母さんやほかの人とどのように関わるか、などの行動や言動です。その観察を通じて、発達障害の診断基準となる言葉の発達や社会性などを判断していきます。

ただし、限られた診療時間では、医師が子どもの特性をすべて把握することはできません。そこで受診の際には、子どものことをもっともよくわかっている親が、あらかじめ子どもの言動や行動で気になる点を書き留めておいたメモなどを持参し、それを医師に伝えるようにするといいでしょう。また、幼稚園や保育園、小学校の先生から、園や学校での子どもの様子を聞いておいて、それを伝えることも非常に役立ちます。園や学校との連絡ノートや、乳幼児健診の結果などがあれば、それも持って行くといいでしょう。

どんな医療機関を訪ねるか

発達障害の可能性を考えて医療機関を訪ねる際、子どもの場合なら、専門外来のある小児科、脳神経小児科、児童精神科などを受診します。また大学病院や総合病院では、小児科の中に「思春期外来」という特別な外来を設置しているところもあります。18歳以上の場合は、一般的に精神科や心療内科などで受診することができます。

　発達障害を専門に扱う医療機関は、ほかの病気と比べてまだ少ないのが現状ですが、発達障害者支援法の施行により年々増加しています。どういうところに行けばいいかわからないときは、インターネットなどを利用して近隣の医療機関の情報を収集したり、地域の保健所や保健センター、児童相談所、かかりつけの小児科医、発達障害者支援センターなどに相談して、紹介してもらうといいでしょう。

医療機関を受診するときに持って行くと役立つもの

- 母子手帳
- 乳幼児健診などの検査結果
- お母さんの育児日記
- 日ごろの子どもの言動や行動で気になっていることを書き留めたメモ
- 日ごろの子どもの様子を撮影した動画
- 幼稚園や保育園、学校の先生との連絡ノート
- 事前にかかりつけの小児科医に相談している場合は、小児科医からの紹介状
- 医師の説明を書き留めておくための筆記用具

など

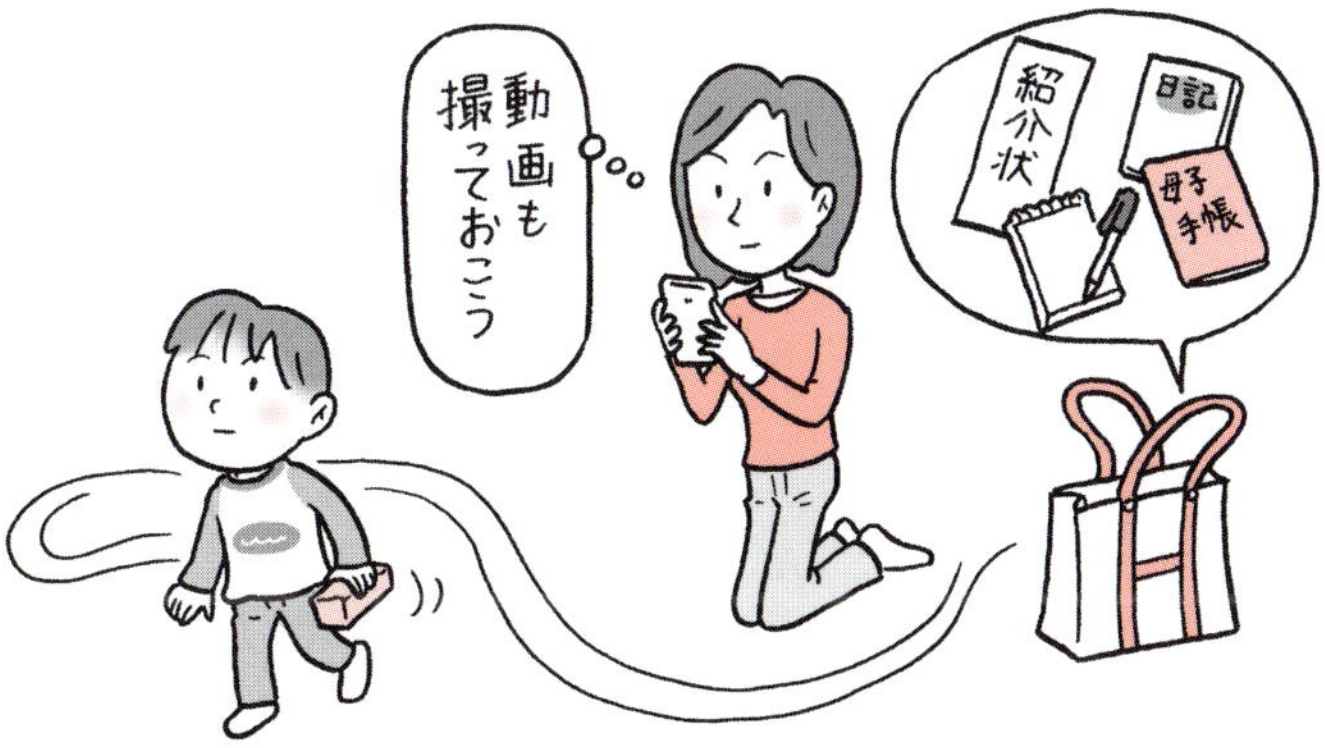

お母さんへのワンポイント

　発達障害かどうかを見極めるのは、専門のお医者さんでもなかなかむずかしいものです。1回の診察で診断を確定しようと焦らないようにしましょう。

どんな診察をするの？

発達障害の診察では、一般的な病気と異なり、子どもとの対話、行動観察、親からの聞き取りが中心となります。

まずは医師が問診や行動観察を行う

発達障害の診断には、アメリカ精神医学会の診断基準である「DSM-5」（「精神疾患の診断・統計マニュアル」第5版）や、世界保健機構（WHO）の診断基準である「ICD-10」（「国際疾病分類」第10版）などの国際診断基準が多く用いられています。

どちらの診断基準を用いるかは医療機関によっても異なりますが、診断を受ける際はまず、子どもの特性によると考えられる行動や言動などについて、医師が問診や行動観察を

発達障害の具体的な検査と診断方法

問診・行動観察

問診

生まれてから現在までの「社会的なやりとり」「対人コミュニケーション」「言葉の発達」、1歳6カ月健診や3歳児健診における様子や結果、幼稚園や保育園、小学校での様子などについて問診を行います。子どもの場合は、保護者に聞きます。

行動観察

子どもを遊ばせて、その様子を注意深く観察します。

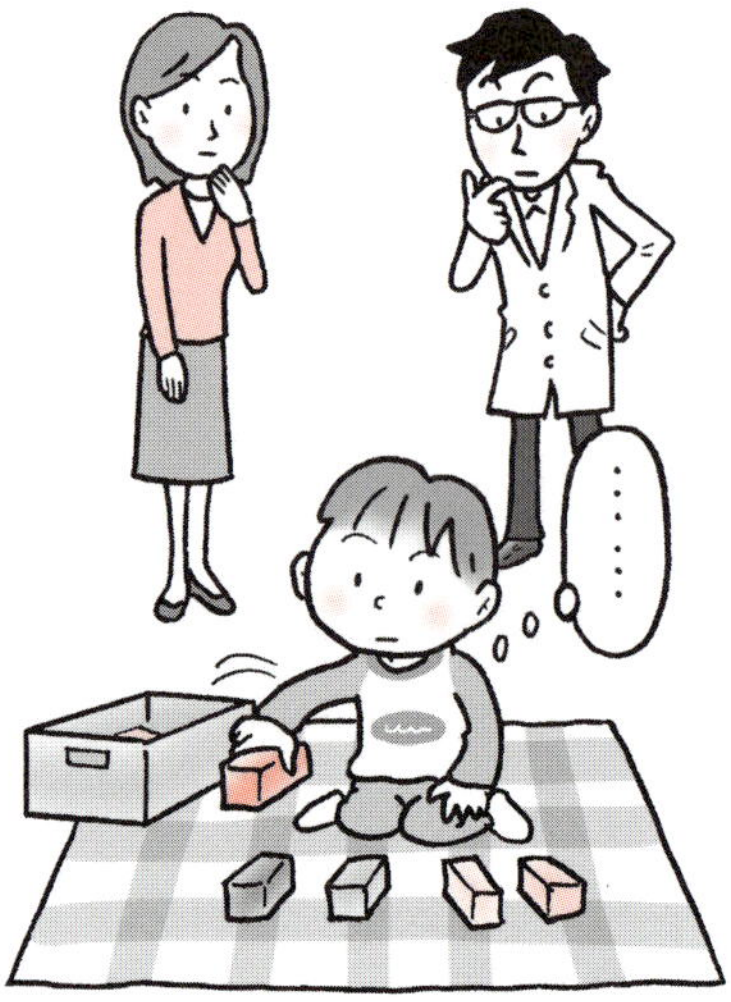

お母さんへのワンポイント

問診では、子どもが小さいうちは保護者からの聞き取りが中心になります。ふだんの子どもの様子や気になる点などをまとめて書き留めておくとスムーズに説明できるはずです。

行います。

問診を行う際、子どもがまだ小さくてうまく答えられない場合は、保護者からふだんの様子や気になる点について聞き取りを行います。子どもを自由に遊ばせて、その様子や行動パターンをチェックする行動観察も行われます。

そこから得た子どもの情報をもとに、心理検査や発達検査、必要に応じて合併症の検査などを行い、その結果から「ＤＳＭ-５」や「ＩＣＤ-10」などの診断基準をどの程度満たしているか、日常生活や社会生活に支障のある不適応を起こしているかなどを総合的に判断して、診断がなされます。

合併症を診断する検査

発達障害には、知的障害やてんかん、感覚の過敏性、鈍感性など、さまざまな合併症を伴うケースがあります。合併症があるかを評価した上で、検査することがほとんどです。

知能検査

心理検査の１つで、精神年齢、知能指数（ＩＱ）、知能偏差値などによって測定します。これにより、発達障害と知的障害が合併しているかどうかを調べます。

脳波検査

発達障害はてんかんと合併するケースもあります。必要に応じて、脳の疾患や異常の有無をＣＴやＭＲＩ、脳波検査などで調べます。

識別のための検査

発達障害の特性と似ている障害と見分けるため、遺伝子検査や血液検査などを行うケースがあります。精神疾患と合併していることが疑われる場合は、精神病に関する検査を行うこともあります。

発達検査

子どもの心身の発達の度合いを調べる検査。どのような発達の特性があるか、どんなことが困難なのかを客観的に判断するものです。

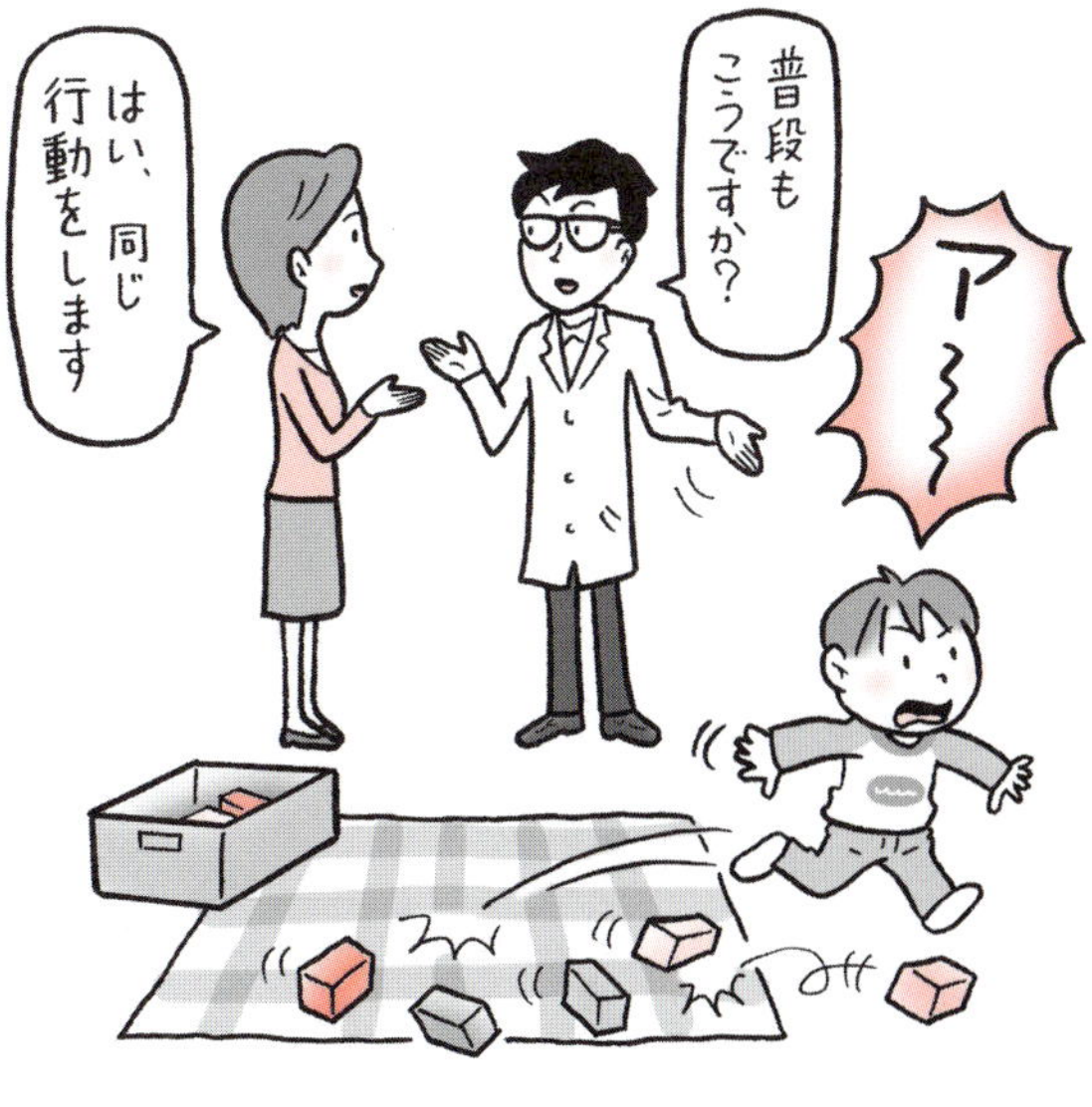

発達障害の診断基準「DSM-5」ってどんなもの？

「DSM」は、精神疾患や精神障害を診断するためのさまざまな基準をまとめたもので、それをもとに患者の診断を行っています。

「DSM」は精神疾患の診断・統計マニュアル

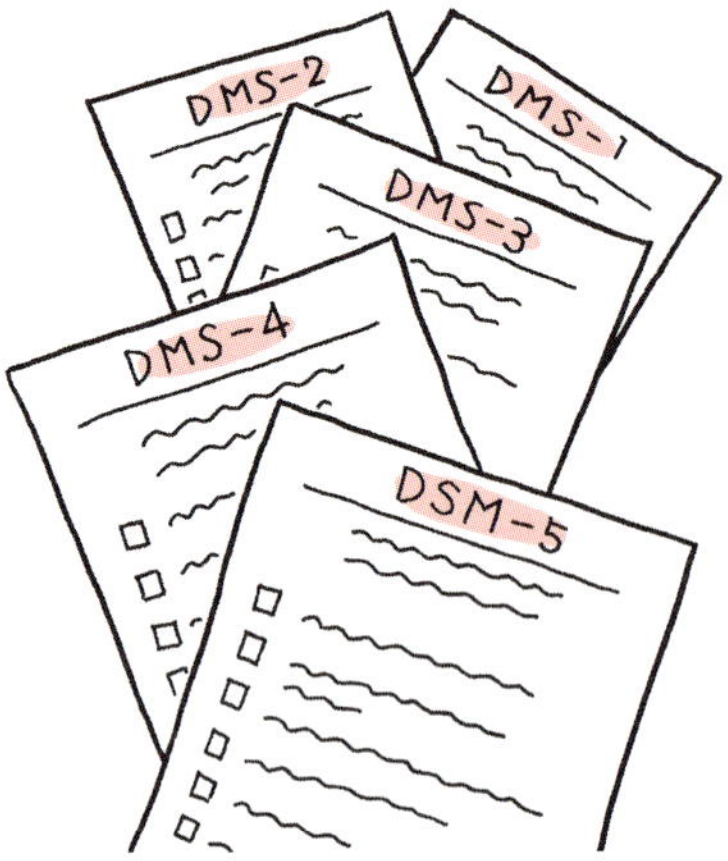

「DSM」はアメリカ精神医学会が作成する、精神疾患の診断・統計マニュアルです。もともとアメリカの精神科医の使用を想定してつくられたものですが、現在、国際的な診断マニュアルとして使われています。初版の「DSM-I」は1952年に出版され、その後数回にわたる改訂を経て、現在は2013年に公開された「DSM-5」（第5版）が使用されています。「DSM-4」（第4版）から大きく変わった点は、「自閉症スペクトラム障害（ASD）」という概念が導入されたことです。それまでASDは、自閉性障害、アスペルガー障害、広汎性発達障害などに分けてとらえられていましたが、「DSM-5」ではこれらは別々のものではなく、連続した障害であるという見方を採用しました。そのため、ある特性が診断項目に「当てはまるか・当てはまらないか」ではなく、「どの程度当てはまるか」を判断することに重点を置いています。

お母さんへのワンポイント

医師の診察から得た情報を、「DSM-5」の診断基準に照らし合わせ、「どの程度当てはまるか」で診断されます。

「ＤＳＭ-５」の診断基準

■ＡＤＨＤの診断基準

ＤＳＭによれば、ＡＤＨＤと診断するためには次のＡからＥの要件を満たすことが必要です。

Ａ－１：以下の不注意の特性が６つ（17歳以上では５つ）以上あり、６カ月以上にわたって続いている。

不注意

- ☑チェック項目
- □ 細やかな注意ができず、ケアレスミスをしやすい。
- □ 注意を持続することが困難。
- □ うわの空や注意散漫で、話をきちんと聞けないように見える。
- □ 指示に従えず、宿題などの課題が果たせない。（反抗的な行動としてでも、指示を理解できないためでもなく）
- □ 課題や活動を整理することができない。
- □ （学業や宿題のような）精神的努力の持続が必要な課題を嫌う。
- □ （宿題、鉛筆、本、道具など）課題や活動に必要なものを忘れがちである。
- □ 外部からの刺激で注意散漫になりやすい。
- □ （たとえば、連絡帳を書く、教室当番を果たすなど）日々の活動を忘れがちである。

Ａ－２：以下の多動性／衝動性の特性が６つ（17歳以上では５つ）以上あり、６カ月以上にわたって続いている。

多動性

- ☑チェック項目
- □ 着席中に、手足をもじもじしたり、そわそわした動きをする。
- □ すわっていなければいけない場面で席を離れる。
- □ 不適切な状況で、走り回ったり高いところに上がったりする。（青年または成人では落ち着かない感じの自覚のみに限られるかもしれない）
- □ 静かに遊んだり、余暇を過ごすことができない。
- □ 衝動に駆られて、突き動かされるような感じがして、じっとしていることができない。
- □ しゃべりすぎる。

衝動性

- ☑チェック項目
- □ 質問が終わる前に、だしぬけに答えてしまう。
- □ 順番を待つことが苦手である。
- □ 他の人の邪魔をしたり、割り込んだりする。（たとえば、会話やゲームに干渉する）

Ｂ □ 不注意、多動性／衝動性の症状のいくつかが12歳未満に存在し、障害を引き起こしている。

Ｃ □ これらの症状による障害が２つ以上の種類（家庭・学校・職場・社交場面など）で存在している。

Ｄ □ 社会的、学業的または職業的機能において、臨床的にいちじるしい障害が存在するという明確な証拠がなければならない。

Ｅ □ その症状は、統合失調症や他の精神障害の経過で生じたのではなく、それらで説明することもできない。

４つの診断結果

●**混合型**：過去６カ月間、基準Ａ１とＡ２をともに満たしている場合。
●**不注意優勢型**：過去６カ月間、基準Ａ１を満たすが、Ａ２は３～５つ（17歳以上は～４つ）あてはまる。
●**不注意（限定）型**：過去６カ月間、基準Ａ１を満たすが、Ａ２は１～２つあてはまる。
●**多動性／衝動性優勢型**：過去６カ月間、基準Ａ２を満たすが、Ａ１は満たさない。

■ＡＳＤの診断基準

以下のＡ、Ｂ、Ｃ、Ｄを満たしていること。

Ａ：社会的コミュニケーションおよび相互関係における持続的障害（以下の３点で示される）
・社会的・情緒的な相互関係の障害。
・他者との交流に用いられる非言語的コミュニケーション（ノンバーバル・コミュニケーション）の障害。
・年齢相応の対人関係の発達や維持の障害。

Ｂ：限定された反復する様式の行動、興味、活動（以下の２点以上の特徴で示される）
・常同的で反復的な運動動作や物体の使用、あるいは話し方。
・同一性へのこだわり、日常動作への融通のきかない執着、言語・非言語上の儀式的な行動パターン
・集中度・焦点づけが異常に強くて限定的であり、固定された興味がある。
・感覚入力に対する敏感性、あるいは鈍感性、あるいは感覚に関する環境に対する普通以上の関心。

Ｃ：症状は発達早期の段階で必ず出現するが、後になって明らかになるものもある。

Ｄ：症状は社会や職業その他の重要な機能に重大な障害を引き起こしている。

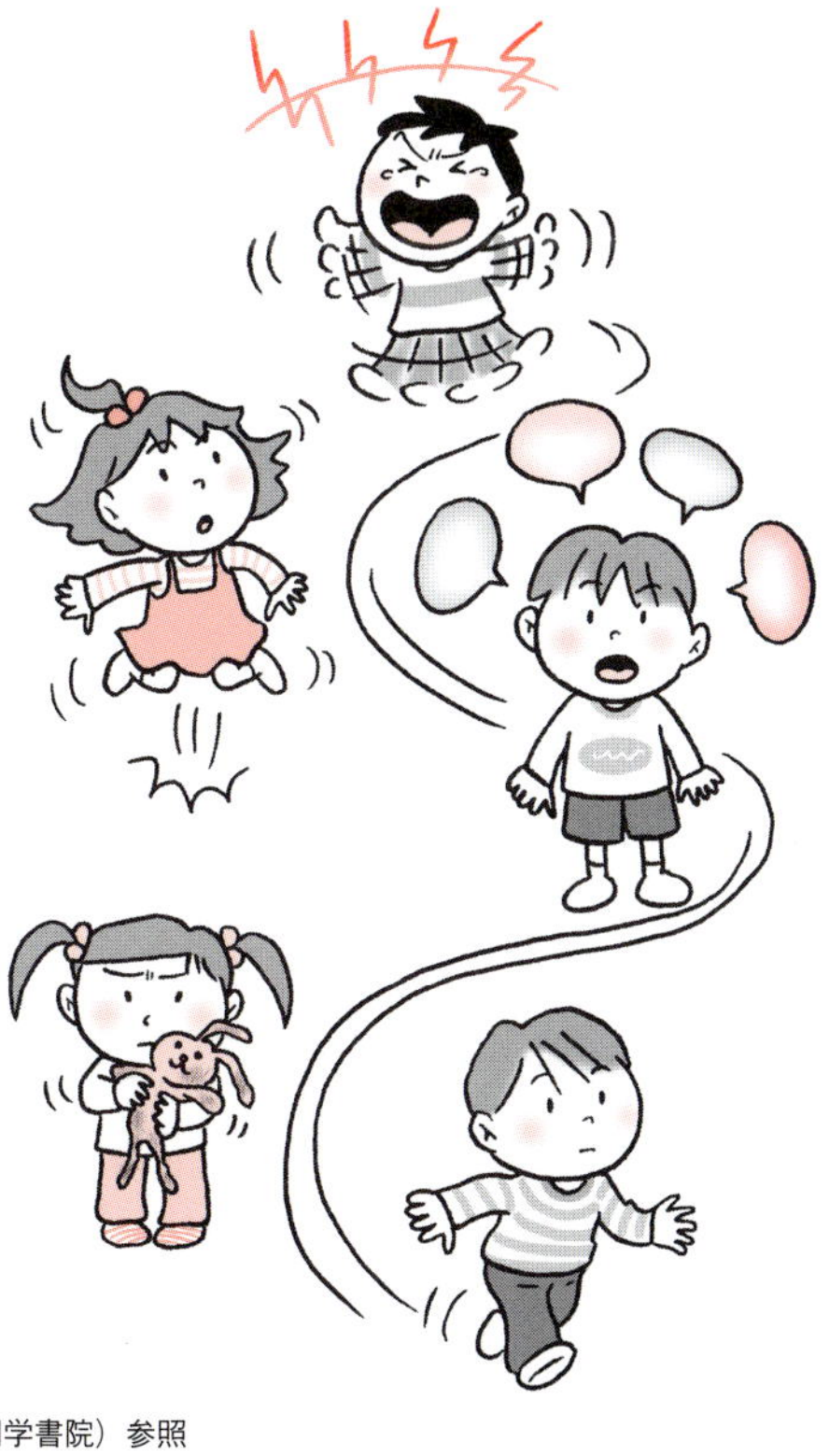

※「ＤＳＭ-５精神疾患の診断・統計マニュアル」（日本精神神経学会／監修　医学書院）参照

発達障害と診断されたら どうすればいいの？

子どもが発達障害と診断されても、なかなか受け入れられなかったり、絶望的な思いに駆られてしまうかもしれません。しかし、子どもの成長には家族の理解とサポートが必要です。

子どものストレスを減らし、いいところを伸ばす

児童相談所や保健センターなどで、我が子に発達障害の可能性があるといわれたとき、あるいは医療機関で発達障害と診断されたとき……。両親が受けるショックは、ほかの人には想像もできないほど大きいことでしょう。診断が間違っているのでは？と、いくつもの医療機関を渡り歩くケースもあり、発達障害という現実をなかなか受け入れられないという気持ちも理解できなくはありません。

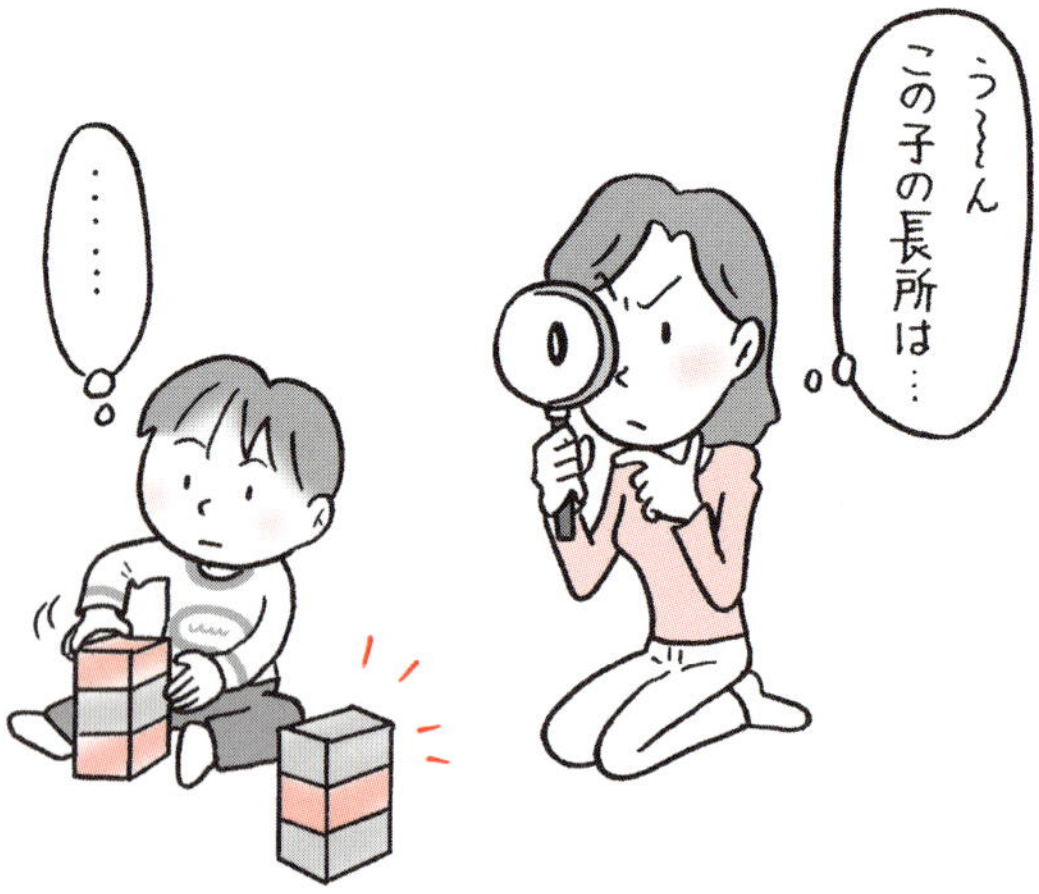

しかし、発達障害の特性を早い時期に見極めてサポートしてあげることが、子どもの生きづらさをやわらげ、ストレスを軽減することにつながります。しばらくは何も手につかないかもしれませんが、少し落ち着いてきたら前向きに考えましょう。

発達障害は病気ではなく、脳にもともとある障害なので、治ることも治すこともできません。だからこそ、その子どもが生まれ持った「個性」ととらえてみましょう。

また、一人ひとり特性や個性が異なるように、発達障害もそれぞれ違った現れ方をします。いくつかの特性が併存しているケースもあります。ですから、すべての子どもに同じ対応が有効とは限りません。そこで子どもの特性をできるだけ客観的

に見極め、それに合わせたサポートをしてあげることが大切です。

親からすれば、つい子どものできないことに目が行ってしまいがちですが、得意なこともあります。また、ある分野には飛びぬけてすぐれた才能を秘めていることもあります。そうした子どもの長所に目を向けて、できることや良いところを引き出し、伸ばしてあげましょう。子どもができる限りストレスを感じないで生きていく方法を模索しながら、ともに成長するつもりで子どもと接していきましょう。

公的支援を積極的に利用し負担を減らす

特性を持つ子どもを支援するさまざまな公的機関やサービスがあります。子育てに不安やとまどいがあるときは、自分ひとりで抱え込んだり悩んだりせず、積極的に利用しましょう。

各自治体では、発達障害に該当する人に「療育手帳」（自治体により名称は異なる）や「精神障害者保健福祉手帳」などを発給しています。手帳を持っていると、療育など福祉医療にかかる費用の補助、公共交通機関の割引、福祉サービスなどを受けることができます。

障害のある20歳未満の子どもを対象に、月々一定の金額を援助する「特別児童扶養手当」という制度もあります。くわしい内容については、居住地の役所の保健福祉課や児童相談所などで聞くことができます。

主な公的援助制度

療育手帳制度
（都道府県により「愛の手帳」「みどりの手帳」など名称が異なる）

知的発達に遅れがあり、社会生活の適応がむずかしい人が対象。1～5年の更新制。子どもの発達の程度によって受給基準の該当からはずれることもあります。

精神障害者保健福祉手帳制度

精神障害があり、長期にわたって日常生活や社会生活に制約がある人が、福祉の援護を受けやすくすることを目的に交付されます。

特別児童扶養手当制度

身体障害や精神障害がある20歳未満の児童を育てている人を対象に、月々一定の手当を支給する制度。障害の程度により1級と2級に分かれています。

お母さんへのワンポイント

できないことに目を向けるより、できることや得意なことに目を向けて、そこを伸ばしてあげましょう。

COLUMN

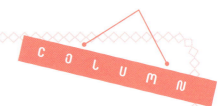

「親の会」や支援グループとつながろう

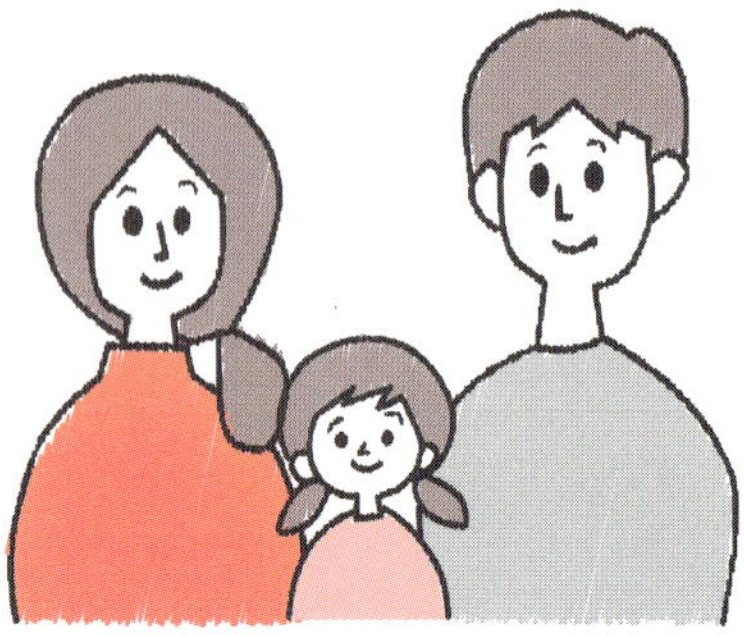

発達障害のある子どもの親に対する支援を行う団体は、公的機関以外にもあります。たとえば、発達障害の子どもを持つ親が設立・運営している「親の会」で、全国に数多くあります。

親の会では、発達障害の子どもの子育ての悩みを持つ親同士が集まり、情報交換や勉強会、専門家の講演会やセミナーなどを開催しています。また、親子で参加できるイベントを行っているところもあります。

こうした団体に入って、子育てにまつわる大変さを語り合う場があると、日ごろの悩みやストレスも軽減されるでしょう。また、先輩保護者の体験談を聞いてしつけの疑問が解決したり、子どもの将来の青写真が具体的に描いたりできるなどのメリットもあります。

親の会はどこも同じというわけではなく、父親だけの会、お父さんと参加する会、勉強会を中心とした会、親子活動を重視した会など、それぞれ特徴があります。医療機関や関係機関で紹介してもらえたり、インターネットでも探すことができるので、自分の子育てスタイルに合いそうなところを見つけるといいでしょう。

ただ注意したいのは、名の通った親の会でも、自分の子育てスタイルに合うとは限らないということです。活動についていけなかったり、参加したことで劣等感を持ってしまうなど、新たなストレスを抱えてしまうようでは本末転倒です。「ちょっと違うかな」「合わないかも」と思ったら、無理をしないで別のところを探しましょう。

第4章

発達障害のある子どもを育てるヒント

発達障害（特性）のある子どもは、ほかの子どもにできることがなかなかできなかったり、周囲に理解してもらえずに強い劣等感やいら立ちを感じていることがあります。ふだんから子どもの特性に合った「言葉かけ」を心がけることで、自信や意欲を育んであげることが、子どもにとって大きなサポートとなります。

叱るよりほめて伸ばすことが基本

子どもはほめられることで自信を持ち、伸びていきます。たとえささいなことでも、長所やできることを見つけてほめてあげましょう。

ほめられると自己肯定感が高くなる

「偏食が多い」「一人で着替えができない」「片づけができない」など、特性のある子どもは、ふつう（健常）の子どもと同じようにできないことがたくさんあります。「何度言えばわかるの」と、つい声を荒げて叱ってしまう場面も少なくないかもしれません。

しかし、本人は一生懸命がんばっています。うまくできないことがたくさんある中で、ささいなことでも「できた」ことを見つけて、ほめてあげましょう。子どもはほめられることで成長し、自信が芽生えてきます。「自分は生きている価値がある」「自分は必要とされている」と自分を肯定できる感情（自己肯定感）を高めていくことができます。家族や周りの人からほめられることで、自信や自己肯定感を抱けるようになると、パニックを起こすことが少しずつ減り、問題行動が落ち着いてくる場合もあります。

えてして特性がある子どもは、家庭でも学校でも叱られることが多く、大きな劣等感や被害者意識を抱えてしまうことが少なくありません。それが引き金となって情緒不安定になったり、反抗的な態度をとるようになったり、不適応を引き起こすなど「二次障害」に陥ってしまうおそれがあります。子どものころに芽生えた劣等感のために、大人になっても苦しめられる人もいるのです。

そうならないためにも、「ほめて伸ばす」ことが重要なのです。

ほめることは子どもの将来につながる

「ほめてばかりいると、子どもを甘やかすことになるのでは?」と心配する人もいるかもしれません。

しかし、ほめることと甘やかすことは違います。甘やかすというのは、子どものわがままを許してしまう行為です。一方、ほめるというのは、どんなにささいなことでも、子どもが一つの壁を乗り越えたことを認めることです。ふつうの子どもにとっては何気なくできることでも、特性のある子どもにとっては大きな壁です。それを乗り越えようと子どもなりにがんばった過程や結果を、家族や周囲の人などから認めてもらえたら、より一層自己肯定感が高まっていくでしょう。それが自立への階段を昇る原動力になります。

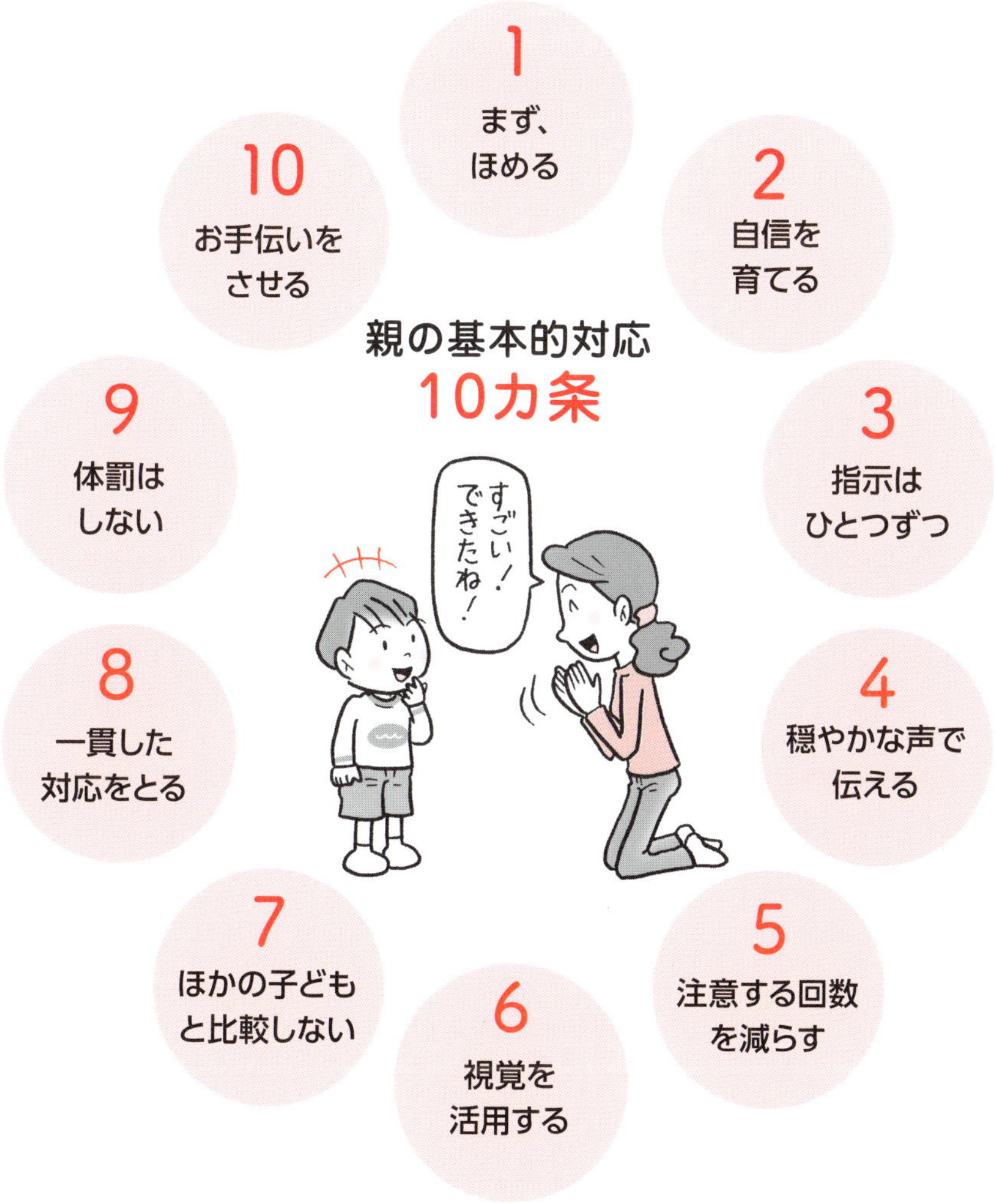
親の基本的対応
10カ条
1 まず、ほめる
2 自信を育てる
3 指示はひとつずつ
4 穏やかな声で伝える
5 注意する回数を減らす
6 視覚を活用する
7 ほかの子どもと比較しない
8 一貫した対応をとる
9 体罰はしない
10 お手伝いをさせる
すごい！
できたね！
お母さんへのワンポイント

小さなことでもできたときはほめてあげてください。ほめられたときの子どものうれしそうな表情を心に留めておきましょう。

特性のある子どもの子育ては、将来を見据えながら、長期的な視野に立って考えることが大切です。たとえば、小学校に入学するまでに一人で着替えができるようにしたり、いろいろな食べ物を少しでも食べられるように練習したり、中学校に入学したら卒業するまでに、パニックやかんしゃくを起こす回数を減らす……というように。そうした具体的な目標を立てながらサポートしていくことが大切です。

指示が的確に伝わる「言葉かけ」

特性のある子どもに「言葉かけ」をするときは、いくつかポイントがあります。それらを心がけて、子どもが理解しやすいように工夫してあげましょう。

短く、わかりやすい言葉で伝えよう

特性のある子どもは、言葉の発達に遅れや偏りがあり、話しかけられるのが苦手な場合があります。どんな言葉かけをされると理解しにくいのかを、あらかじめ知っておくことが大切です。

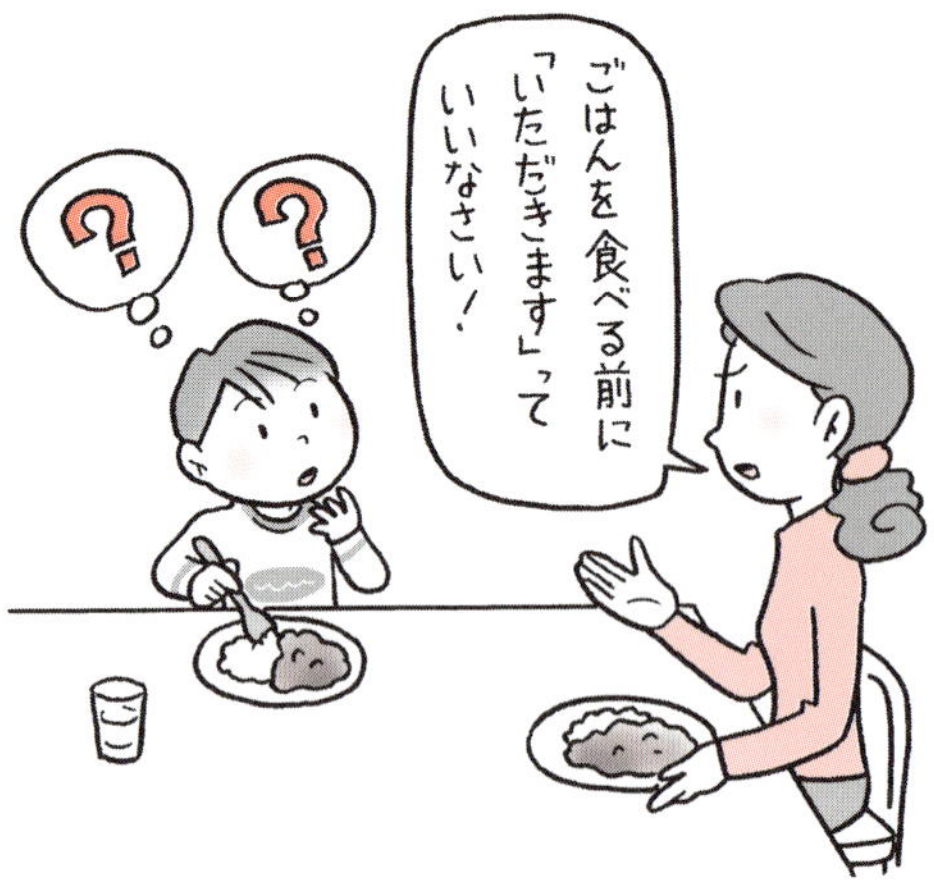

ごはんを食べる前に「いただきます」っていいなさい！
?
?

まず、特性のある多くの子どもにいえるのは、長い話や指示が苦手ということです。たとえば、「『いただきます』といってから、ご飯を食べようね」といったのに、何もいわずにご飯を食べ始めてしまう場合があります。これはお母さんの指示を無視したのでも、反抗しているわけでもありません。指示が長かったために、前半の部分を忘れてしまったのです。この場合は、まず「いただきますといおうね」と指示して、きちんといえたら、「ご飯を食べよう」と二つに分けていえば理解しやすくなります。その際、「ちゃんと『いただきます』といえたね」などとほめてあげると、習慣として定着しやすいかもしれません。

また、「お皿を持ってきて」と頼んだのに、お茶碗を持ってくるというようなこともあります。後半の「持ってきて」の部分はわかっているのですが、「お皿」という言葉が認知できていないのです。しかし、子どもなりに何かを持っていこうとして、お茶碗を選んだというわけです。こうしたケースでは、「お皿」の絵カードなどをつくっておいて、それを見せながら「持ってきて」と伝えると、理解しやすいでしょう。

このように何かを指示するときには、短く、一語一語はっきりと、わかりやすい言葉や目に見える絵カードなどを使って伝えるようにするのがポイントです。

「ダメ！」と否定的で強い言葉は使わない

子どもに対して、「○○しちゃダメ」「△△はやめなさい」などと強く注意したりすることは、一般的にもよくあることです。しかし、特性のある子どもに対してこのような否定的で強い表現を使うのは、できるだけ避けましょう。「ダメ」「いけません」といわれても、それなら自分は何をすればいいのかわかりません。ただ強い言葉に驚き、戸惑ってしまいます。

そこで何かを禁止するようなときは、代わりに「○○をしよう」と具体的に指示するように心がけましょう。たとえば、「水を出しっぱなしにしてはダメよ」という表現は、「水を止めようね」に、「着替えなくてはダメでしょ」は「着替えましょう」というようにいいかえれば、子どもは理解しやすくなり、スムーズに行動に移ることができるはずです。

お母さんへのワンポイント

「なんでわからないの？」ではなく「どういえばわかるのか」を考えて、かける言葉を選んでみましょう。

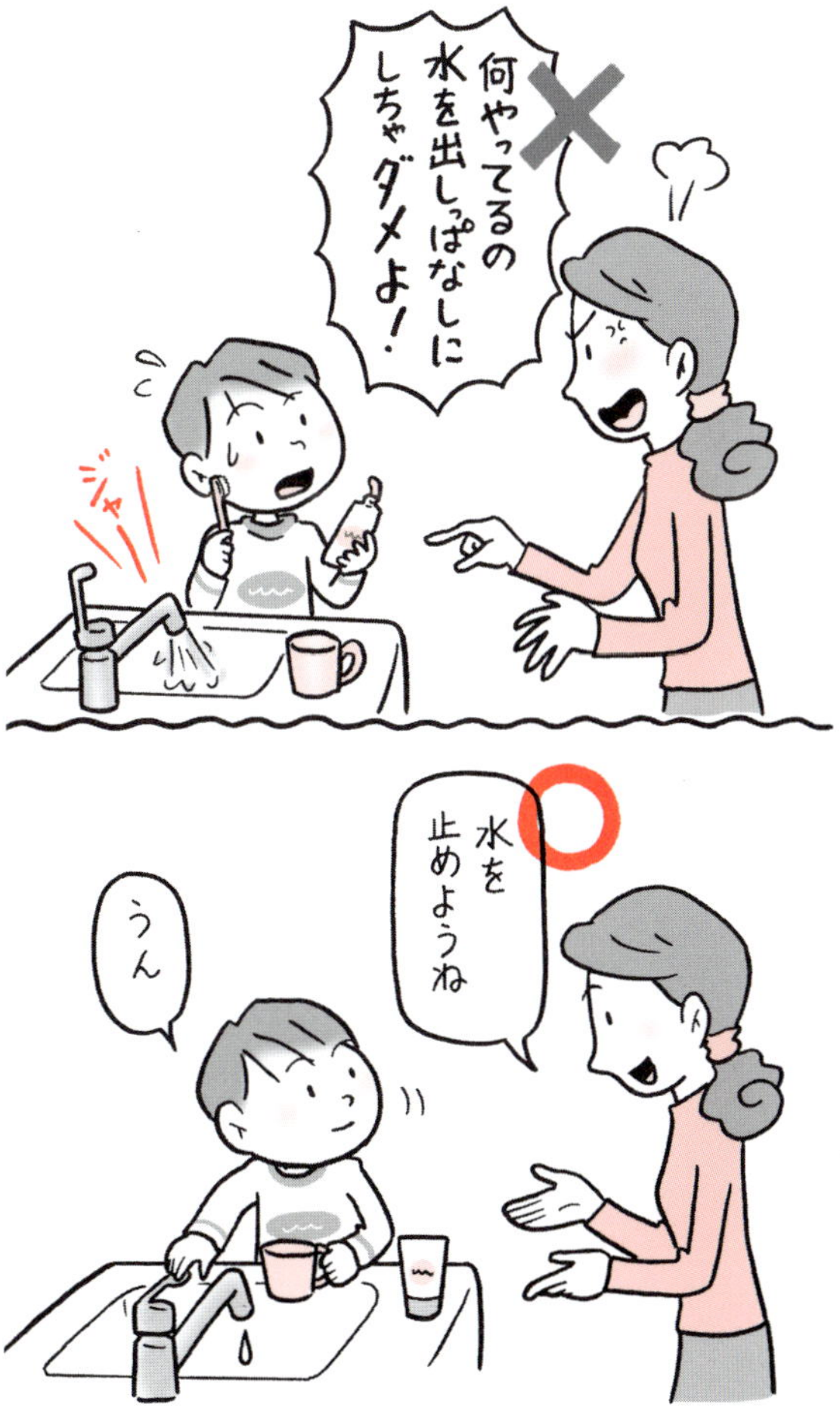
何やってるの 水を出しっぱなしにしちゃダメよ！
水を止めようね
うん

子どもが戸惑う表現は避ける

特性のある子どもの中には、皮肉や冗談、遠回しな言い方など理解しにくい表現があります。直接的な表現を習慣づけましょう。

皮肉や冗談、比喩、遠回しな表現は通じにくい

　発達障害の中でも、とくにＡＳＤの特性のある子どもの中には、「直接的でない表現」を理解することがむずかしい場合があります。「直接的でない表現」とは、皮肉や冗談、慣用句、比喩、暗示、反語、遠回しな表現などを指します。

　たとえば、愛情を込めた表現として「おバカさんね」というのがありますが、どんなにやさしい表情でいったとしても伝わりません。「自分はバカなんだ」と、言葉通りに受け取ってしまいがちです。

　慣用句や比喩的な表現も同じです。「お母さんは目が回るほど忙しい」というと、子どもはお母さんの目が本当に回っているのだと思って、顔をのぞき込んだりします。「お父さんはお腹がすいて、お腹と背中がくっつきそうだ」といえば、本当

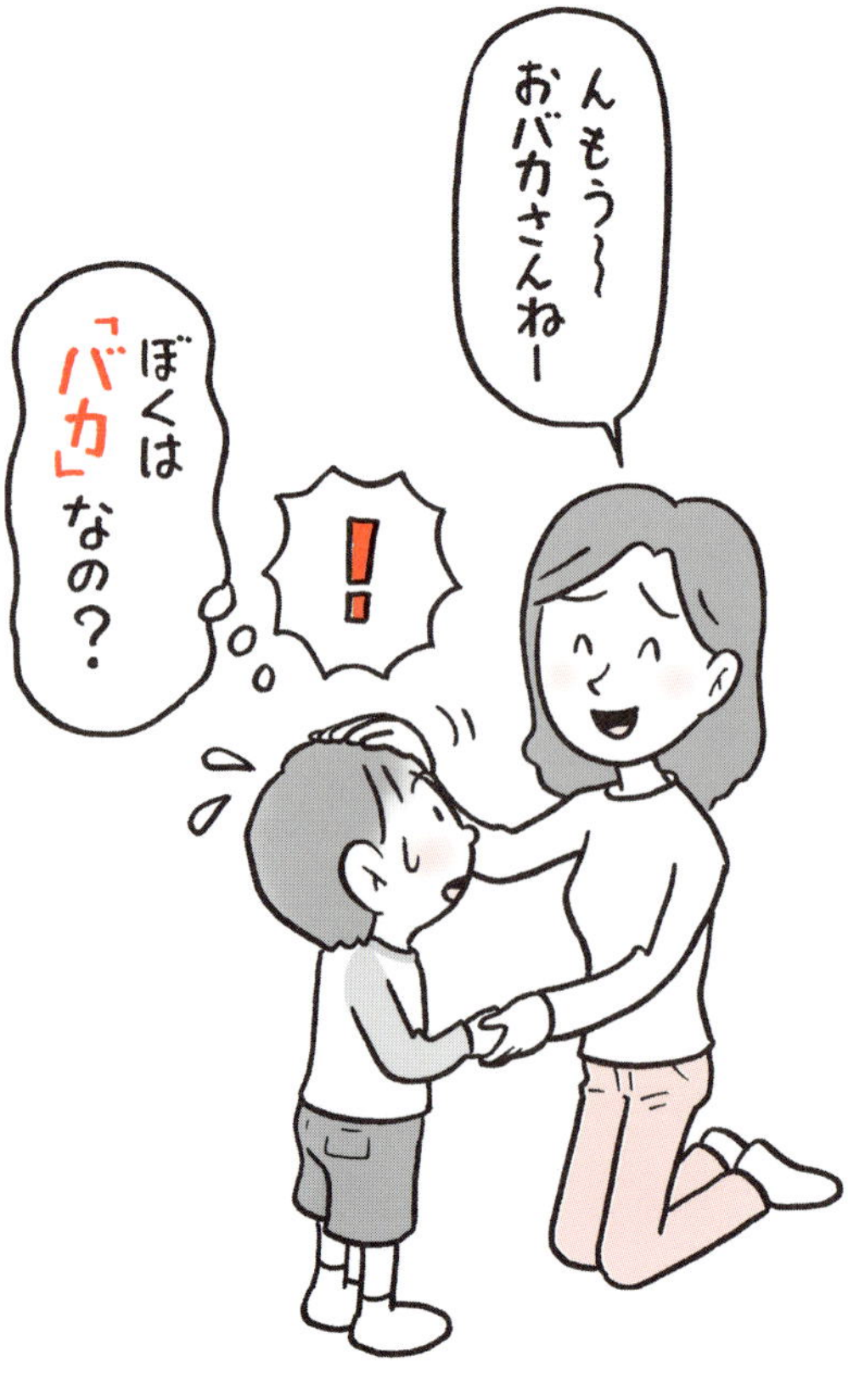

にくっついてしまったのかとあわてしまいます。

また、「ゆっくり」「早く」「うれしい」「楽しい」「悲しい」「きれい」「幸せ」など、その度合いが明確ではない抽象的な言葉も、特性のある子どもにとっては理解することがむずかしいことがあります。

直接的な表現で簡潔に、がポイント

特性のある子どもが、このような表現に戸惑うのは、「想像する力」が不足しているためだと考えられています。つまり、経験や記憶を頼りに1つの言葉からイメージを広げたり、状況に応じて意味を使い分けて理解したり、言葉の裏に隠された別の意味を想像したりすることがむずかしく、言葉通りに受け取ってしまうのです。

特性のある子どもに対しては、具体的な言葉や直接的な表現を使うことが有効です。「目が回るほど忙しい」はただ「忙しい」、「お腹と背中がくっつきそうだ」よりは、お腹に手を当てながら「お腹がすいた」と簡潔に言い換えることで、戸惑いや誤解を減らすことができます。

理解しやすくなる表現のポイント

特性のある子どもは、あいまいな表現で指示されると混乱してしまいます。「○○回」「○○時」など具体的な数字を示すと理解しやすくなり、安心します。

NGな表現	OKな表現
お昼ごはんは少し待って	12時半になったらお昼ごはんよ
手をちゃんと洗って	手を10回洗って
早く寝なさい	9時になったら布団に入ろう
テレビはあとで見よう	テレビは8時になったら見よう

お母さんへのワンポイント

どんな表現を使うと理解でき、どんな表現を使うと戸惑うのか。子どもの反応を見ながら、言葉かけのニュアンスをつかんでいきましょう。

子どもがパニックを起こしにくくなる言葉かけ

突然パニックを起こしたり、何度も同じ行動を繰り返したり……。そんな問題行動をとったときに、子どもが落ち着く言葉があります。

パニック時は叱らないのが基本

突然奇声を発したり、大声で泣き叫ぶなど、パニック（かんしゃく）はＡＳＤの特性のある子どもが起こしやすい問題行動の一つです。ほかにも、物を投げつけたり、自分や他人にかみついたり、トイレから出てこなくなったりなどの行動をとることもあります。パニックはいきなり起こることが多いので、どう対処したらいいかわからずオロオロしてしまいがちですが、こうした行動には必ず理由や原因があります。

そこで子どもがパニックを起こしたときはまず、「静かにしなさい！」と叱らないことを心に留めておきましょう。子どもがパニックを起こしそうな気配を察知したら、子どもの気持ちになって「いつもと違うからいやなの？」というように具体的に言葉にしてあげると落ち着くことがあります。

予定の変更や変化は前もって説明

子どもがパニックを起こすのは、どんなとき、どんな状況が多いのかを、ふだんから把握しておくことも重要です。

特性のある子どもにとっては、あらゆる「変化」が大きなストレスになります。突然の雨で外出の予定が変わる、部屋の模様替えで家具の位

お母さんへのワンポイント

パニックを起こしそうな気配を早めに察知して、適切な言葉をかけてあげましょう。子どもも徐々にパニックを回避するコツがつかめるようになっていきます。

置が変わる、知らない人が訪ねてくる……など、ふつうの人にとってはささいなことでも、がまんできずに大声を出したり、泣きわめいたりしてしまうこともあります。

　そこで予定が変化する可能性がある場合には、前もって説明しておいて、心の準備をさせておくといいでしょう。たとえば、「今日はバスに乗って出かけるよ」「明日は電車で買い物に行くよ」と簡潔に、具体的な言葉で伝えておくことで、パニックを起こす原因を減らすことができます。

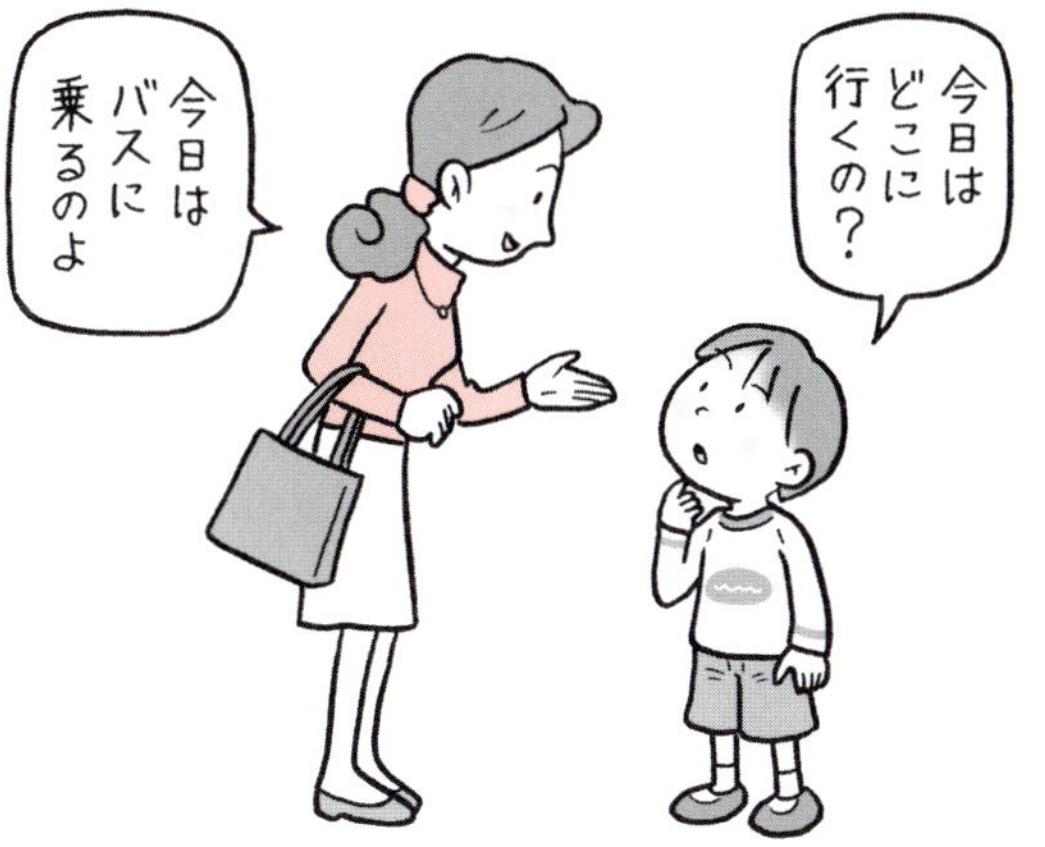

　前もって説明しておいたことで、子どもがパニックを起こさずに行動できたときは、「今日はえらかったね」「ありがとう」と言葉をかけてあげましょう。ほめられることで、子ども自身もパニックを回避する行動を覚えていくことができます。
　それでもパニックを起こしてしまったときは、その場で説明しても、子どもの耳には届かないことが多いものです。この場合、まずその場から離れて静かな場所に移動し、時間が経過するのを待ちましょう。パニックは通常、時間の経過とともに落ち着いてきます。注意や説明は落ち着いてからすると、子どもも理解しやすくなる場合があります。

パニックを起こす理由・原因

●戸惑う環境に置かれている
- 何をしたらいいのかわからない
- 今やっていることをいつまでやればいいのかわからない
- まわりの雰囲気や様子が突然変わった

●予期しないことが起こった
- 予定が突然変わる
- 次に行うことがわかっていない
- 不安感が強く、新しいことに対応できない

●言葉が通じていない
- 言われたことが理解できていない

●自分の意思や要求がうまくいえない
- 何かしてほしいことがあるのに言えない
- 何か欲しいものがあるのに言えない
- 何か気づいてほしいことがあるのに言えない

●不快なことがある
- 不快に感じる音や声が聞こえる
- 目ざわりなものや人が見える
- 不快な感触がある

「こだわり行動」が減っていく言葉かけ

こだわり行動や問題行動が目立つときは、「やめなさい」と叱るかわりに、具体的な指示を与えることで問題行動が軽減する場合があります。

こだわり行動は不安や緊張のあらわれ

ＡＳＤの特性の一つに、「こだわり行動」があります。これはものの一部や特定の手順に強く執着する行動を指します。一つのことにこだわりだすと、適当なところで切り上げることが難しくなります。

もちろん、好きでやっている場合もありますが、不安や緊張を感じる場面でこだわりが強く出る場合が少なくありません。言いかえれば、こだわり行動が目立つときは、子どもがなんらかの不安や緊張にさらされていると考えられます。

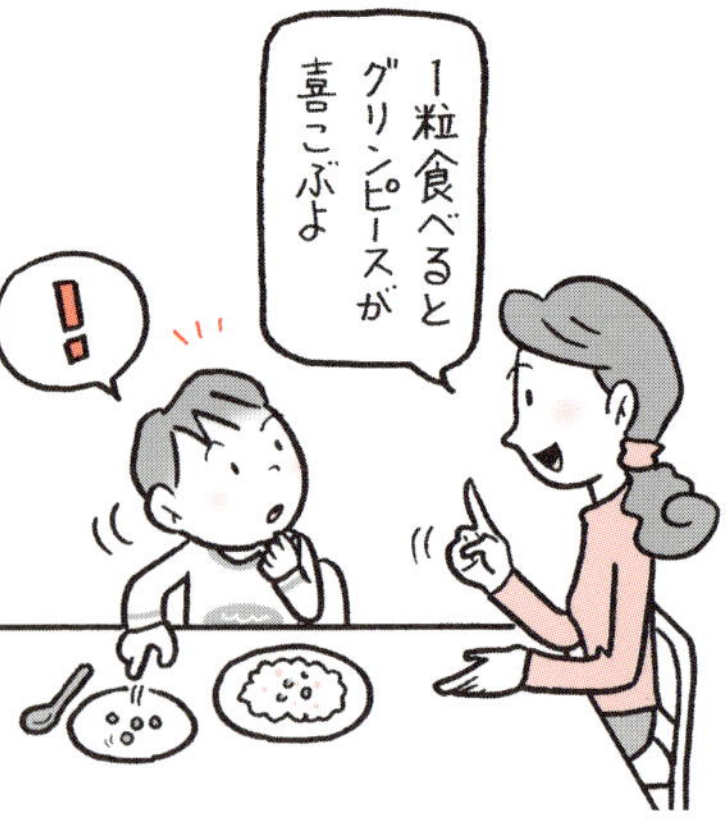

このような場合は、まず不安や緊張を引き起こしている原因を探ってみましょう。環境の変化やスケジュールの変化、成長とともに周りの期待が大きくなることへのプレッシャー、入園・入学・引っ越しなどのライフイベントなどがきっかけになることが多いようです。思い当たることがあるなら、可能な限り取り除いてあげましょう。

こだわり行動が、子ども自身や他人を傷つけたり、ものが壊れたりするなどの危険をともなうときには、すみやかに止める必要がありますが、そうでなければしばらく見守ってみるのも方法です。たとえば、食事の際にきらいなグリンピースをお皿から1粒残らず取り除こうとしているような場合。しばらくは好きにやらせてあげて、「1粒だけでも食べると、グリンピースが喜ぶよ」などと声をかけてみると、手を止めて1粒だけでも食べてみようとするかもしれません。見守ることは放置することではなく、子どもの行動を冷静に分析することにつながります。

代わりになる行動を具体的に指示してみる

こだわり行動に対して、きちんとダメだしすることももちろん必要なことです。ただ、大きな声で「ダメよ」「もうやめなさい」と叱るだけでは、効果はありません。

この場合は、できるだけ穏やかに声かけして行動をやめさせ、「こうすればいいよ」「こんな風にしてみたら？」と具体的に指示してみましょう。たとえば、これから出かける用事があるというときに、子どもがおもちゃ遊びをやめようとしない場合なら、「おもちゃ遊びは1回やめようね」「おもちゃはリュックに入れて一緒に連れて行ってあげよう」というように伝えるのです。子どもがスムーズに指示に従ったら、「えらいね」「できたね」など、きちんとほめてあげることが大切です。もし、子どもへの対応で、一度やってみてうまくいかなかったことは、もう一度やってもうまくいかないことが多いものです。それを無理に繰り返していると、子どもにとっては失敗体験を積み重ねることになるので、避けた方がいいでしょう。うまくいかなかったら、次は違う対応を試してみるなど、うまくいく方法を気長に探りましょう。

「こだわり行動」に対応するコツ

〈観察するポイント〉

・いつもと違うことは何か
・昨日と今日で違うことは何か
・こだわり行動はどのように始まり、どれくらい続き、どう収まったのか（あるいはエスカレートしたのか）
・こだわり行動をしているとき、だれがどのように関わると、行動はどのように変化するのか

観察したことは、日時・行動の内容・周囲で起きていることなどと一緒に記録しておく。

〈分析するポイント〉

・こだわり行動が見られるときや、エスカレートするとき、そこに何か傾向がないか

こだわり行動が起きるきっかけ・原因を見つけてみる。そのきっかけ・原因が取り除けるものであれば、取り除いてあげる。

〈指示するポイント〉

・大きな声でダメ出しをしない
・叱りっぱなしにしない
・できるだけ穏やかな口調で声かけする
・止めるかわりに「こうすればいいよ」と具体的に指示する

お母さんへのワンポイント

こだわり行動には子どもなりの理由があります。やみくもにダメだしをせず、ときには見守り、気長に対応法を見出していきましょう。

子どもの自信を育むほめ方・言葉かけ

どんな子どもも、ほめられることで成長し、自信をつけていきます。特性のある子どもだからこそ、小さな「できた」にも言葉をかけ、ほめてあげましょう。

ほめられたことが伝わるようにほめよう

親はほめているつもりでも、子どもはほめられたと思っていないという場合があります。とくに特性のある子どもの場合、声かけが自分に向けられたものだとわからないことがよくあるのです。そこで子どもをほめる際には、「できるだけ近くに行って」「目を合わせながら」「笑顔で」伝えるように心がけましょう。

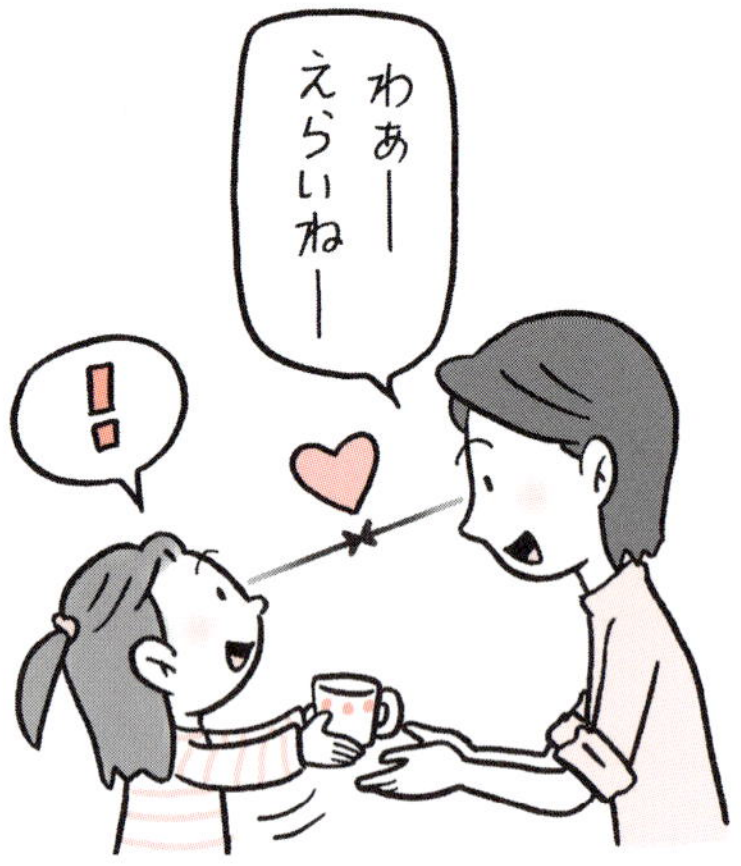

その際、シンプルな言葉を使うことが大切です。「えらいね」「上手だよ」「助かったわ」とできるだけ簡潔に、ときには目を見ながら笑顔でうなずくだけでも、子どもはうれしいものです。言葉の発達が未熟な子どもには、「はなまる」や「OK」などわかりやすいマークを見せてあげるといいでしょう。

その場ですぐに伝えることもポイントです。特性のある子どもは、時間の概念を理解できないことも多いので、あとからほめられても何のことかわからず、混乱してしまうこともあるので注意しましょう。

なかにはほめられたことがうれしくて、何度も同じ行為を繰り返す子どももいます。そんな場合でも無視したり、「もういいから、やめなさい」などといわずに、何度でもほめ

お母さんへのワンポイント

大人であっても、ほめられればうれしいものです。特性のある子どもにとって、ほめられることは成長するための大きなエネルギーになります。

てあげましょう。そのうえで、「次は○○もやってみようね」と新しい指示を出してあげると、次の行動に移りやすくなります。

いいところを見つけ出してほめてあげよう

「そんなこといわれても、ほめるようなところがない」と思われるかもしれません。そんな場合でも、ほめるところを見つける努力をしましょう。

たとえば、少し前と現在を比べて進歩したことを見つけてみましょう。「昨日は1回しか飛べなかった縄跳びが、今日は2回跳べた」「いすに座って3ページ本が読めた」など、小さな進歩を見逃さないようにします。2回跳べれば次は3回、3ページ読めたら次は4ページと目標が立てやすくなり、それをクリアできたらまたほめてあげることができます。

特性のある子どもは、できることとできないことがはっきり分かれていることが多く、親からすればついできないことに目がいってしまいがちです。しかし、できないことにはある程度は目をつむって、できることに着目するようにしましょう。

ほめても子どもの反応が薄かったり、あまりうれしそうにしない場合は、声のトーンを上げたり、身振り手振りを交えてオーバーなくらいに表現するのも方法です。

また、たまにはほめ言葉と一緒にごほうびをあげるといいでしょう。お片づけができたら大好きなお菓子をあげたり、宿題を夕食前に終わらせたら好きなゲームを30分させてあげるなどすると、それが意欲につながる場合もあります。「ごほうびで釣るようなやり方はちょっと……」と抵抗がある場合は、子どもと話し合ってルールをつくり、その範囲でやってみましょう。

どんな小さなことも見逃さず、ひんぱんにほめることで、子どもに「がんばろう」という意欲や「できた」という自信を育んであげることができます。

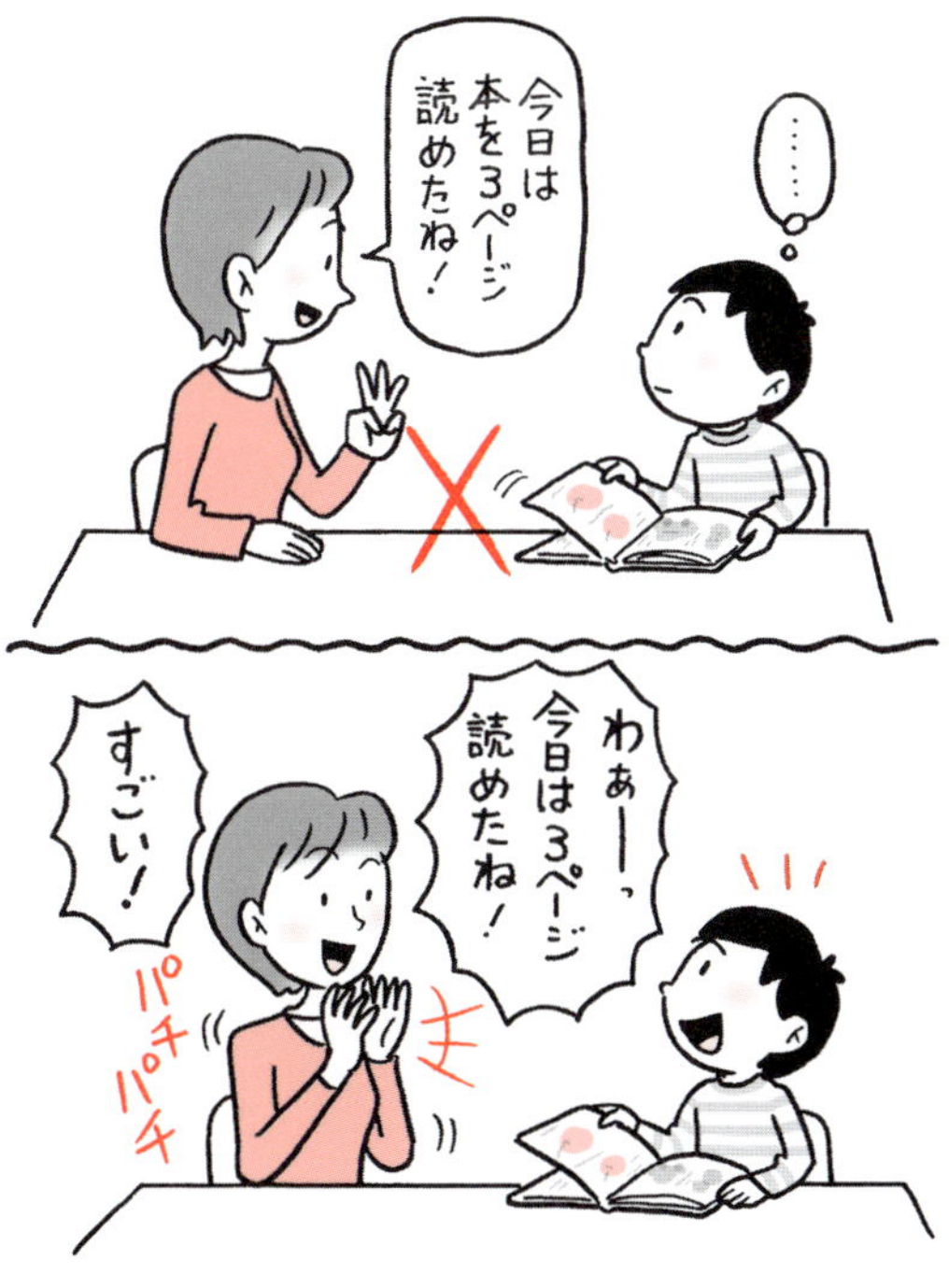
今日は本を3ページ読めたね！
……
わぁーっ、今日は3ページ読めたね！
すごい！
パチパチ

子どもが伸びる、上手なほめ方10カ条

同じ言葉を使っても、子どもの心に響く場合とそうでない場合があります。上手なほめ方のコツをつかんで、子どもの成長を後押ししましょう。

ほめられたことが伝わるようにほめる

子どもの特性によっては、理解のしかたに違いがあります。子どもがほめられたことをきちんと自覚できるように、「近くに行って」「目を合わせながら」「笑顔で」ほめるのが基本です。

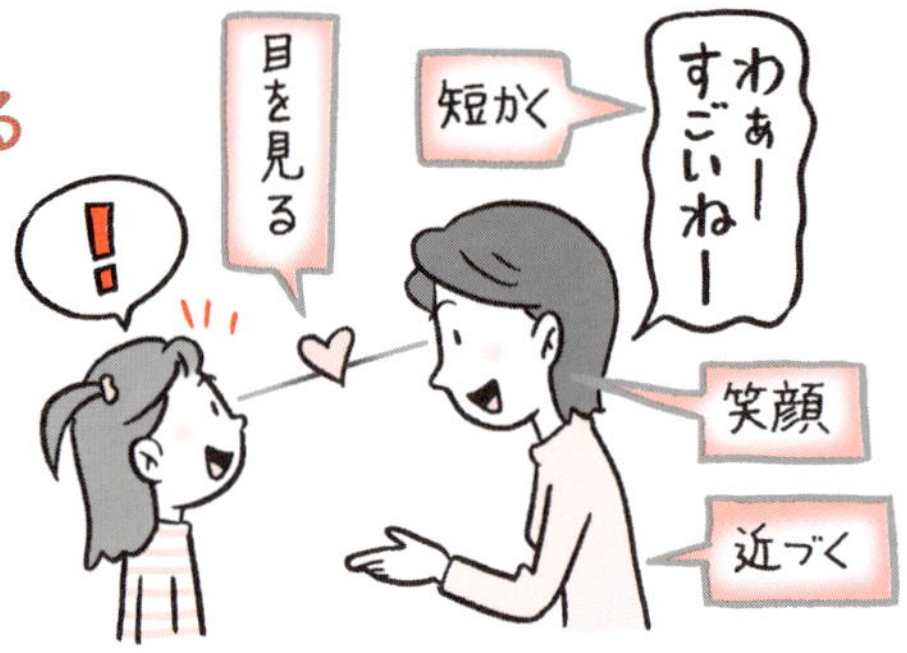
！
目を見る
わぁー すごいねー
短かく
笑顔
近づく

すぐにその場でほめる

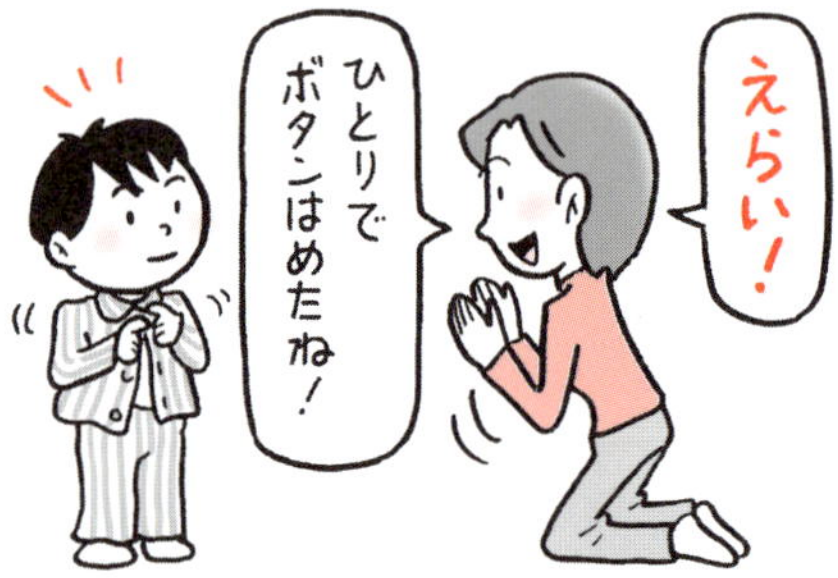
えらい！
ひとりでボタンはめたね！

何かができたときは、すぐその場でほめてあげましょう。特性のある子どもは、時間の概念や代名詞を理解できない場合が多く、「あのときはえらかったね」といわれてもピンと来ないかもしれません。

小さな成果を見逃さずにほめる

昨日できなかったことが今日はできた、5分しか続かなかったことが10分続けられたといったように、小さな進歩や成果を見逃さずにほめてあげましょう。成果が見えると次の目標が立てやすくなります。

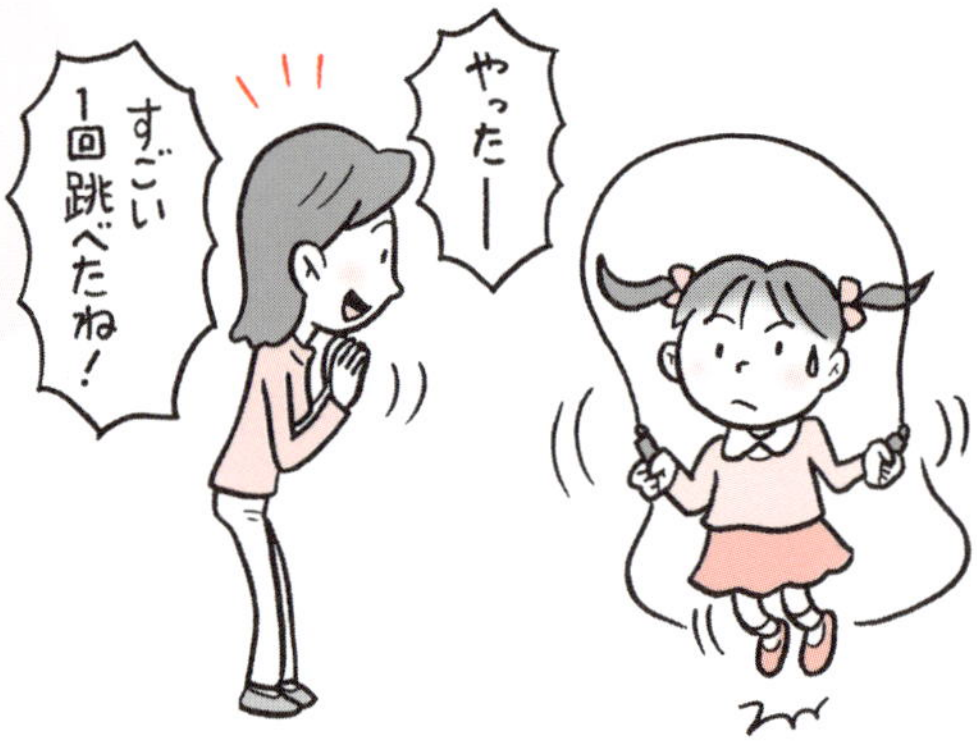
やったー
すごい 1回跳べたね！

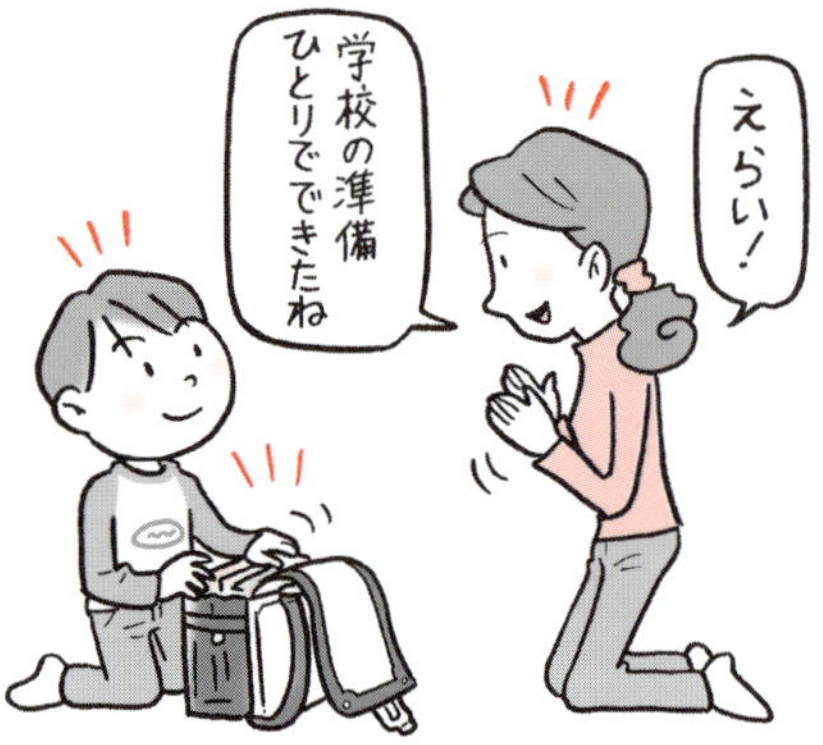
えらい！
学校の準備 ひとりでできたね

毎日ほめてあげる

特性のある子どもは、規則やルールをなかなか理解することができません。朝起きてトイレができた、学校の準備が一人でできたなど、生活習慣やルールなどが守れたときは、毎日その都度ほめてあげましょう。

得意分野を見つけてほめる

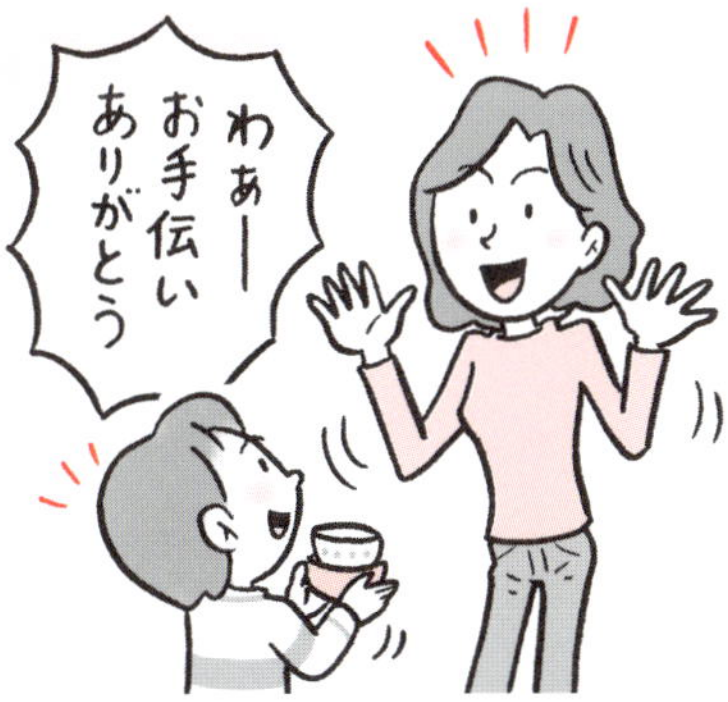
わぁー
お手伝い
ありがとう

特性のある子どもの場合、できないことを無理にやらせるよりも、できることをほめて伸ばしてあげる方が有効な場合があります。その際、できないことにはある程度目をつむることも大事です。

言葉や態度ではっきりわかるようにほめる

特性によっては言葉だけより、表情や態度、身振り手振りを交えた方が理解しやすい場合があります。子どもに合わせて、少しオーバーなくらいにほめてあげるのもいいでしょう。

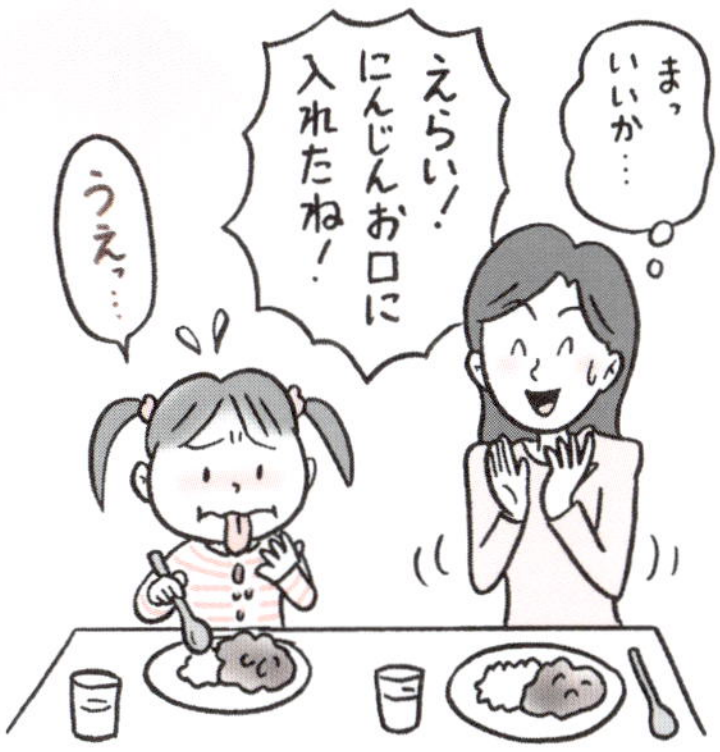
まっ いいか…
えらい！にんじんお口に入れたね！
うえっ…

ときにはごほうびをあげる

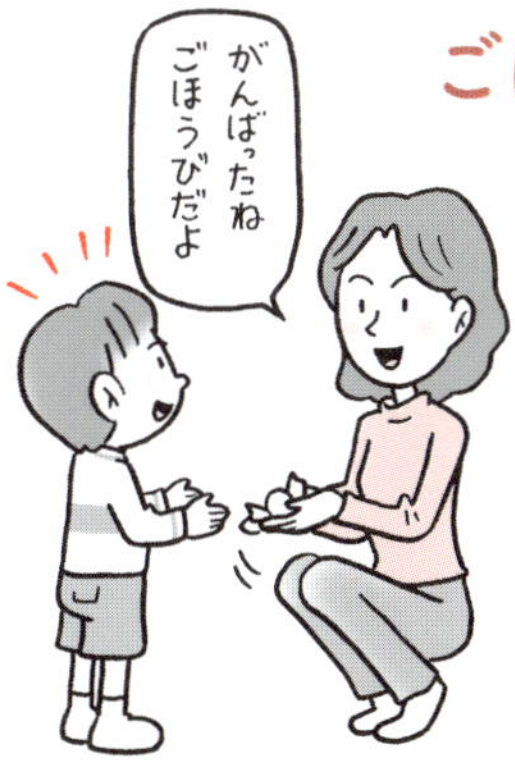
がんばったね ごほうびだよ

がんばったことやできたことには、ときには言葉と一緒にごほうびをあげるのも有効です。ごほうびに大きな達成感を味わい、「もっとがんばろう」という気持ちが芽生えやすくなります。

「がんばっているとき」を見逃さずにほめる

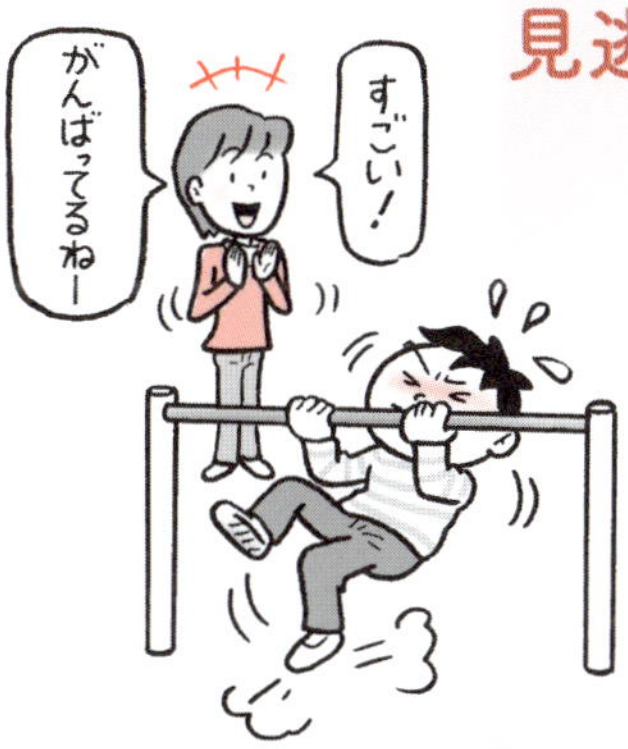
すごい！
がんばってるねー

子どもが何かに取り組んでいるとき、その結果に関わらず、がんばりを評価してあげましょう。結果だけでなく、結果に向けて努力していることも評価されるということを、子どもに伝えることができます。

勉強以外のこともほめる

学校に通うようになると、どうしても勉強の遅れなどが気になりがちです。大きな声であいさつができる、係の仕事を頑張っているなど、勉強以外の得意なことにも目を向けて、ほめてあげましょう。

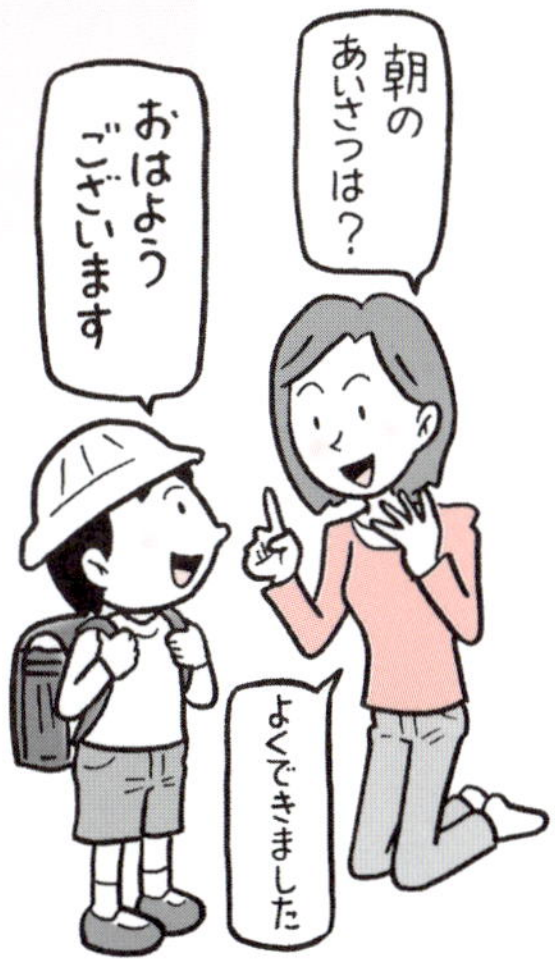
朝のあいさつは？
おはようございます
よくできました

ほめるところを見つけ出してほめる

何かに失敗してしょんぼりしているときは「反省できてえらいね」、何度練習してもできないときは「あきらめないのはすごいことだよ」というように、ほめるところを見つけ出してあげましょう。

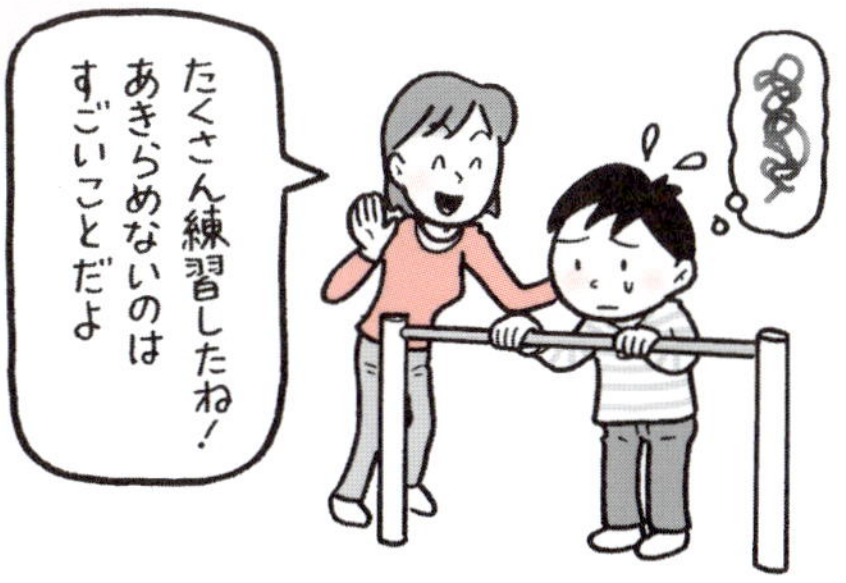
たくさん練習したね！あきらめないのはすごいことだよ

子どもの心に響く上手な叱り方・言葉かけ

特性があるからといって「仕方ない」と放任していては、子どもの成長のためになりません。上手に叱る方法を身につけて、子どもを導いてあげましょう。

特性のために できないことは叱らない

読み書きができない、運動が苦手、じっと座っていられないなど、ふつうの子なら苦もなくできることでも、特性があるためにできないことがあります。そうした場合、「なんでこんなこともできないの」と叱っても効果はありません。むしろ、できないことをその都度叱られるうちに、自信が持てなくなってしまいます。特性のある子どもを叱るのは、できないことをできるようにするためではなく、やってはいけないことをやめさせるための方法だと

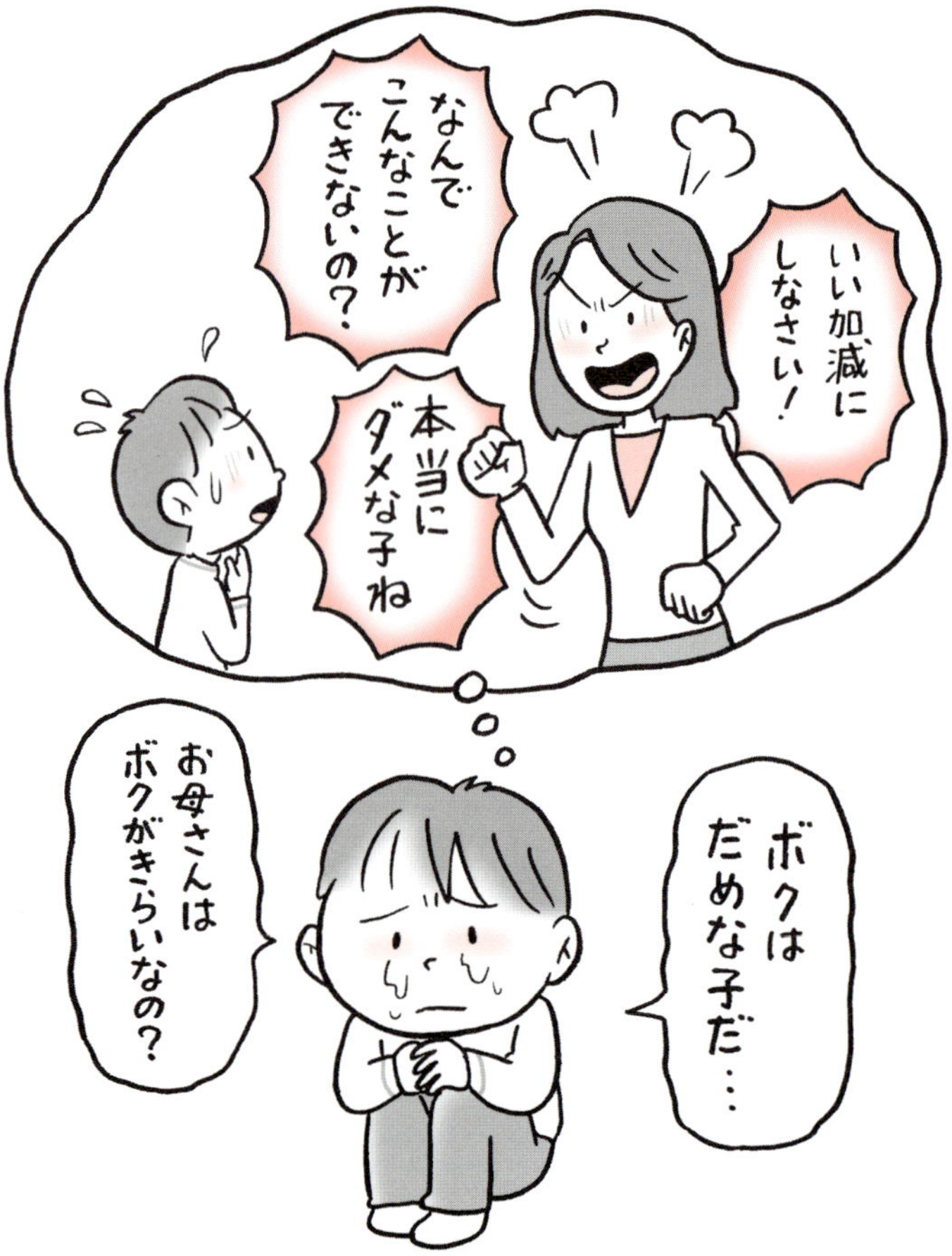
いい加減にしなさい！
なんでこんなことができないの？
本当にダメな子ね
ボクはだめな子だ…
お母さんはボクがきらいなの？

心に留めておきましょう。

同じ叱るのでも、子どもによっては否定的な言葉に敏感な場合があります。「ダメ」「違うでしょ」「やめなさい」「何でできないの」など、否定的で強い語感の言葉を繰り返し言われたら、誰でも気が滅入ってくるでしょう。とくに特性のある子どもは、言われたからといって改善できるとは限らないので、その度に劣等感を抱き、自己肯定感が低くなってしまうおそれがあります。

そこで叱る際には、否定的な言葉を使わない工夫をしましょう。たとえば、「廊下は走っちゃダメ」と命令形にせず、「廊下は静かに歩こうね」と肯定する表現で言ってみるのです。やってはいけないというなら、代わりにどうすればいいのかを教えてあげる要領で伝えてみましょう。

長い文章や複雑な言い回しは理解できない場合があります。親としてはなぜダメなのかを説明しているつもりでも、話が長くなるほど子どもは戸惑います。「いつまでテレビを見ているの！　いい加減にしなさい」ではなく、「9時になったからテレビを消そう」というように、できるだけ短い言葉で、具体的に言うと子どもも納得しやすくなります。

感情的に叱ったり、体罰はNG

感情的にならないことも重要です。叱っているうちにだんだんヒートアップすることはよくあることですが、つい勢いにまかせて「本当にダメな子ね」「うちの子じゃないわ」などと口走ってしまうのは避けましょう。特性のある子どもは、その言葉通りに受け取ってしまい、それが心の傷となる可能性があります。

さらに避けたいのが、繰り返し何度も叱ったり、体罰を加えることです。特性のある子どもは同じ失敗を繰り返しがちなので、親の方もイライラして口やかましくなってしまい、思わず手が出てしまうこともあるかもしれませんが、体罰は百害あって一利なしです。体罰をすることによって、子どもの中にある親子の絆や大人への信頼感、伸び伸びとした子どもらしい心など、大切なものを壊してしまいます。

いずれにせよ、叱るときは冷静さを保ちにくいものです。深呼吸をするなど頭をクールダウンして、子どもがどうしたらいいのか理解できるような叱り方を心がけましょう。

お母さんへのワンポイント

できないことは本人の努力不足ではありません。それを感情的に、強い言葉で、繰り返し叱るのは逆効果です。

子どもが理解できる、上手な叱り方10カ条

特性があるためにできないことがあります。子どもの特性を見極めながら、適切で効果的な叱り方を身につけましょう。

できないことは叱らない

叱るのは、やってはいけないことをやめさせるときに行うのが基本です。できないことは、叱ってもできるようにはなりません。知らずに叱り続けていると、子どもが劣等感を抱く恐れがあります。

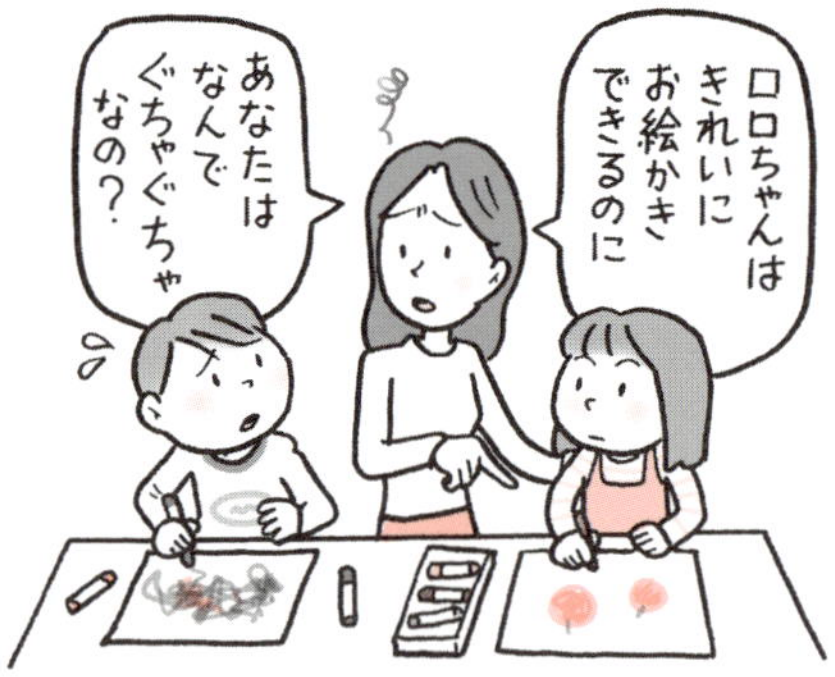

ロロちゃんはきれいにお絵かきできるのに
あなたはなんでぐちゃぐちゃなの？

「ダメ！」という強い言葉は避ける

とくにＡＳＤの特性のある子どもは、強い否定的な言葉に敏感な場合があります。「やめなさい！」という代わりに、「○○をしよう」といいかえると、子どもが新しい行動を覚えるチャンスにもなります。

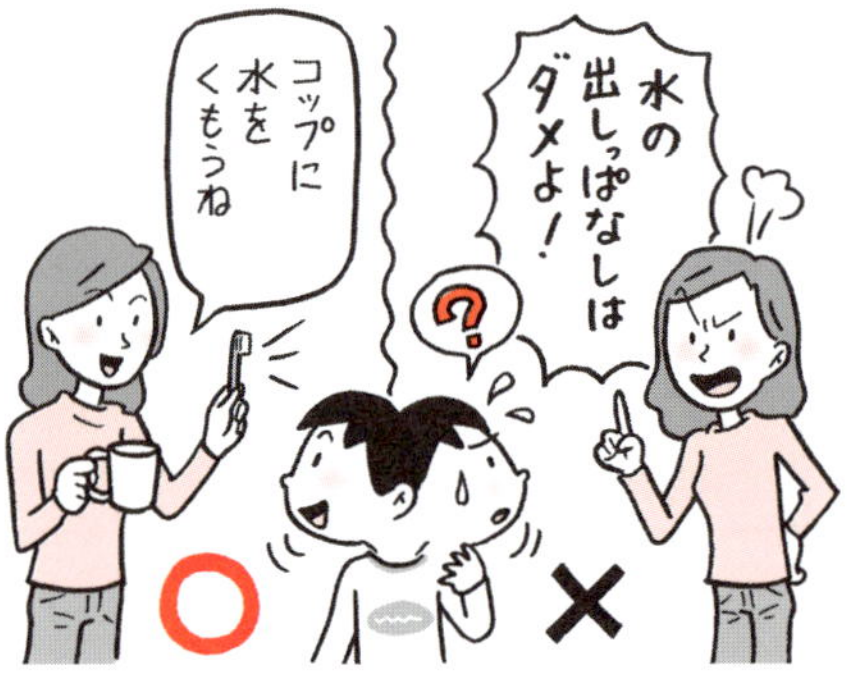

水の出しっぱなしはダメよ！
コップに水をくもうね

短い言葉で具体的に

特性によっては長い話が聞き取れなかったり、あいまいな表現が理解しにくかったりする場合があります。叱るときはできるだけ短く、シンプルな言葉を使うようにすると、伝わりやすくなります。

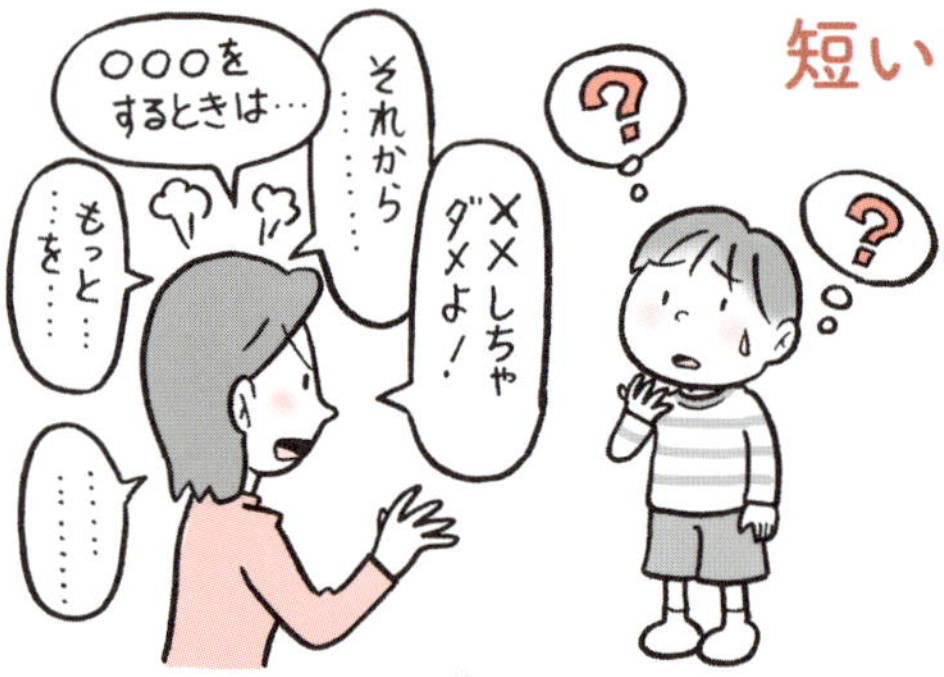

××しちゃダメよ！
それから……
○○○をするときは…
…もっと…を……
……

代名詞や抽象的な言葉は避ける

特性のある子どもにとって、「お姉ちゃんでしょ」「ちゃんと用意できた？」といった表現は、何を伝えようとしているのかピンときません。伝えたいことは、１つ１つ具体的に指示を出すのがコツです。

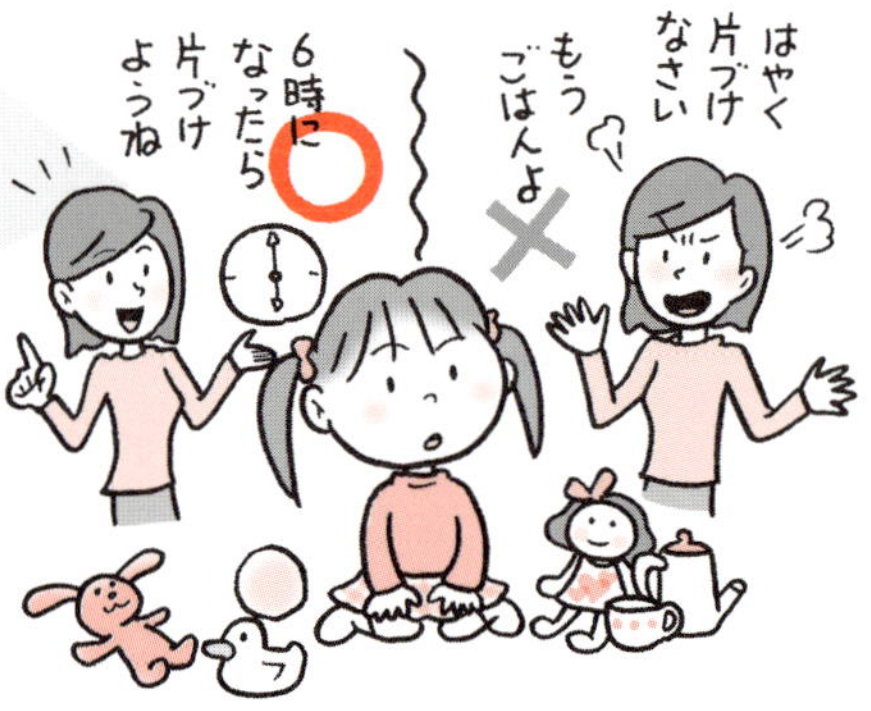

はやく片づけなさい
もうごはんよ
6時になったら片づけようね

怖い顔をしても効果がないこともある

とくにＡＳＤの特性のある子どもは、相手の表情や感情、身振り手振りなどから、相手の状況を判断することができません。怖い顔をして「怒っている」ことを示すよりも、×マークなどを見せる方が伝わりやすくなります。

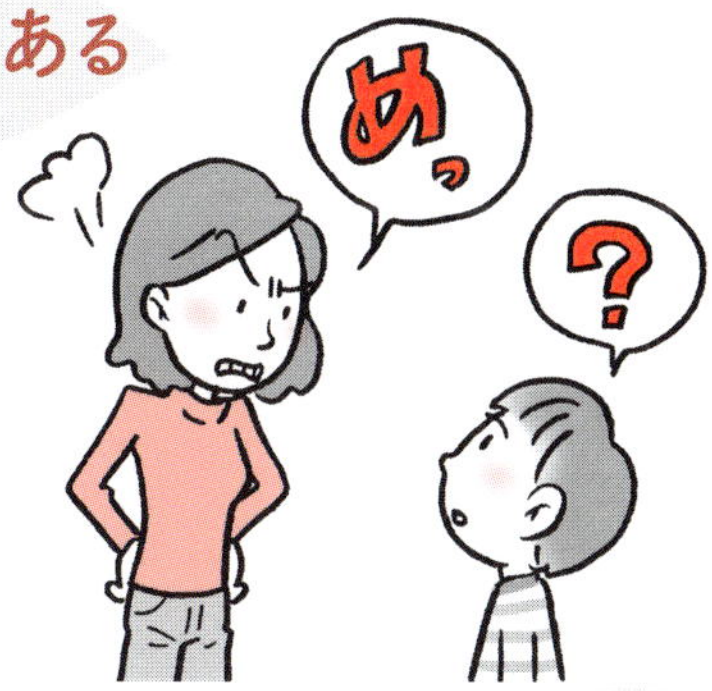

めっ
?

その場ですぐ叱る

以前のことを持ち出してきて叱っても、何のことを指すのかピンとこない場合があります。問題が起こったときは、その場ですぐに叱るのが基本。叱ったら、次にどうしたらいいのか指示をすると理解しやすくなります。

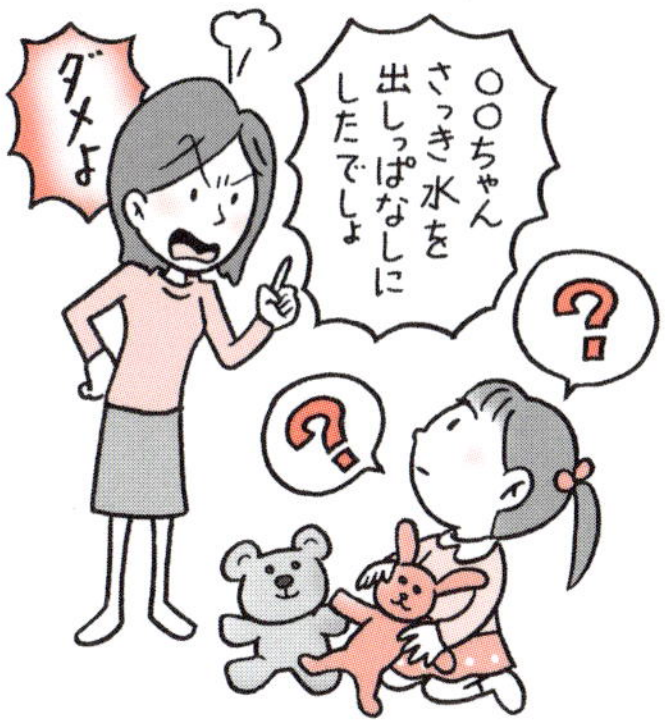

○○ちゃんさっき水を出しっぱなしにしたでしょ
ダメよ
?
?

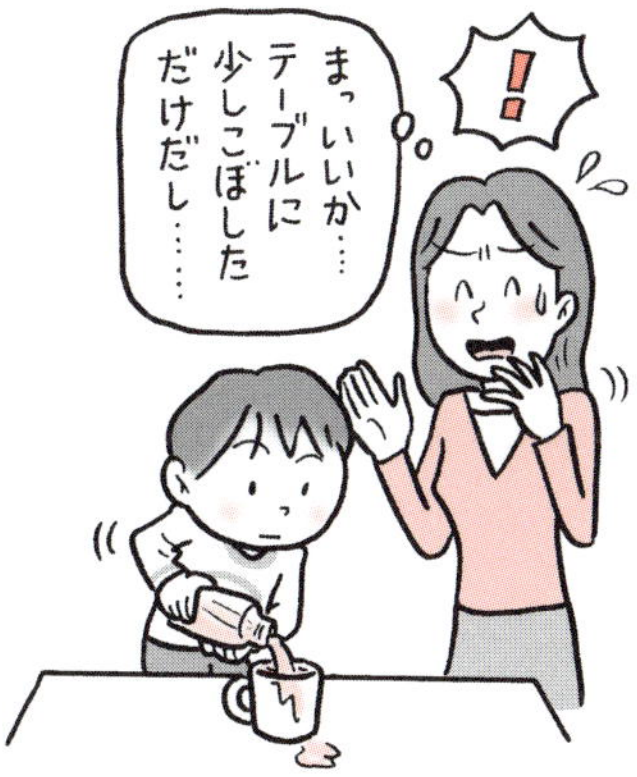

!
まっいいか…テーブルに少しこぼしただけだし……

何度も繰り返し叱らない

とくにＡＤＨＤの子どもは、不注意や衝動性という特性のために、何度も同じ場面でつまずいてしまい、叱る回数が多くなりがちです。叱る回数を減らすためにも、ここぞというタイミングを選んでするようにしましょう。

感情的にならない

感情的になると、つい「バカ！」「お母さんの子じゃない！」などといってしまいがちですが、こうした言葉は子どもを不安にし、心に傷をつくるおそれがあります。深呼吸などをして頭をクールダウンしてから叱るようにしましょう。

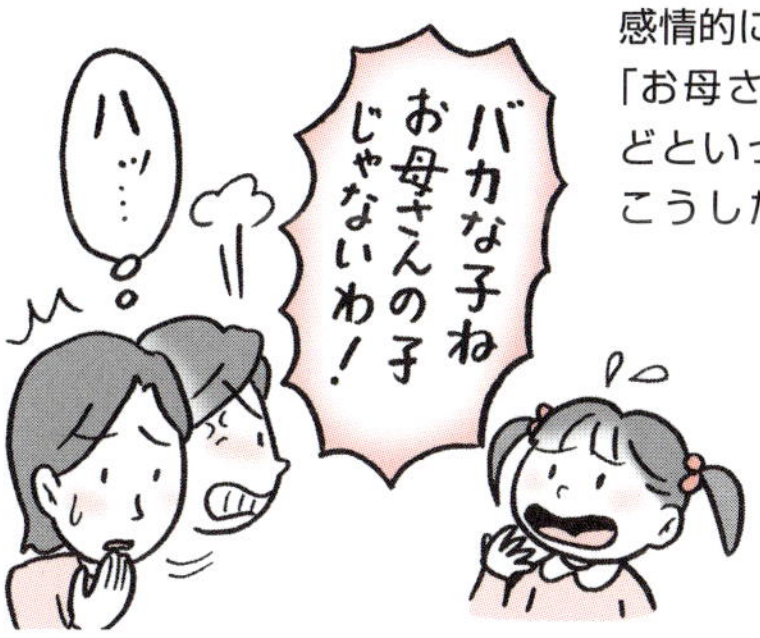

バカな子ねお母さんの子じゃないわ！
ハッ……

注意を引きつけてから叱る

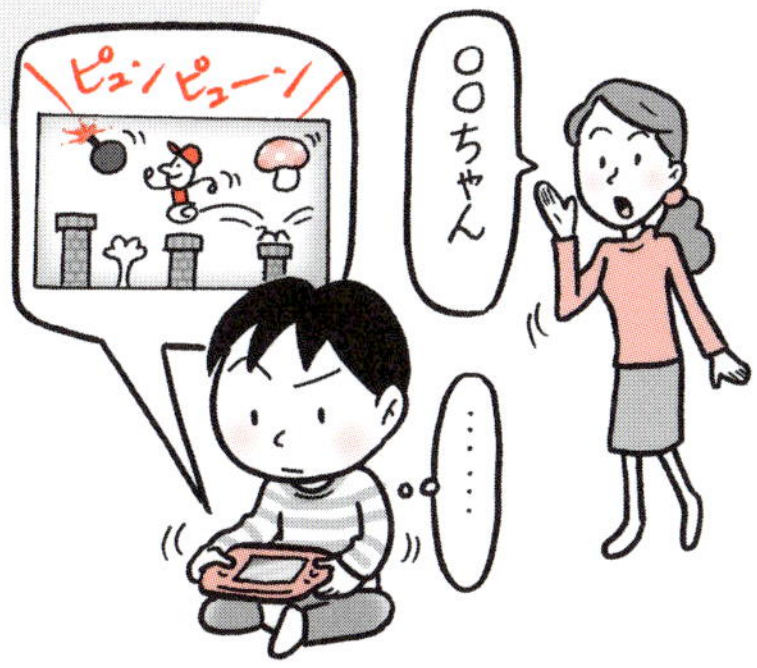

ピュン ピューン
○○ちゃん
……

何かに夢中になっていると、大声で叱られていても耳に入ってこない場合があります。こんなときは、子どもの肩や腕を軽くトントンとたたいて注意を引きつけてから、短い言葉で指示をするようにしましょう。

体罰は絶対にしない

特性の有無に限らず、体罰は効果的なしつけとはいえません。体罰をされたことで、子どもの中に親に対する怒りや憎しみが芽生えたり、逆に親に対してビクビクするようになったり、さまざまな悪影響を及ぼす可能性があります。

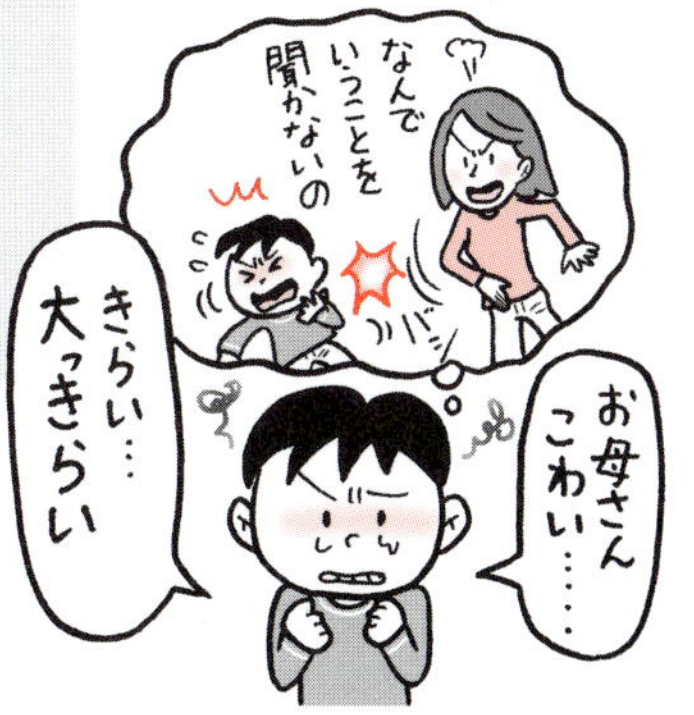

なんでいうことを聞かないの
バシ
お母さんこわい……
きらい…大っきらい

COLUMN

「お手伝い」は子どもの成長や発達を促す

お手伝いは、子どもの社会性やコミュニケーションを育てるうえで、効果的なきっかけになります。だれでも、自分のとった行動が人の役に立ったり、感謝されたりすると、喜びを感じ、自分に自信を持てるようになるものです。また、お手伝いをするときは、お互いに声をかけ合い、協力し合って行うので、コミュニケーションをとる練習になりますし、うまくできればほめてもらったり、ごほうびをもらったりして、それが喜びや自信につながります。

まずは子どもにできそうなことから、お手伝いをさせてみましょう。手始めに「お片づけ」などはおすすめです。たとえば、子どもが出しっぱなしにしたおもちゃを、「片づけるのを手伝ってくれる?」と声をかけてみましょう。その際、「ロボットはここ、飛行機はここ」と一つひとつ声に出して、一緒に片づけるのがポイントです。

子どもによっては要領よくできなかったり、並べ方にこだわってなかなか終わらない場合もあるかもしれませんが、「何をやっているの?」「早く片づけなさい」などと叱らないようにしましょう。お手伝いが苦痛なものになってしまいます。

片づけ終わったら、たとえ上手にできていなくても、必ず「最後までできたね」「えらいよ」などとほめてあげましょう。お母さんに認めてもらうことで、子どものやる気にスイッチが入ります。

片づけのほかにも、子どもにできそうなことを見つけて、積極的にお手伝いさせてみましょう。食後に食器を洗う、簡単な料理をつくる、買い物に行って食品を選ぶ……など、できることが増えていくたびに子どもは自信をつけ、興味の向かう対象も広がり、成長につながっていきます。

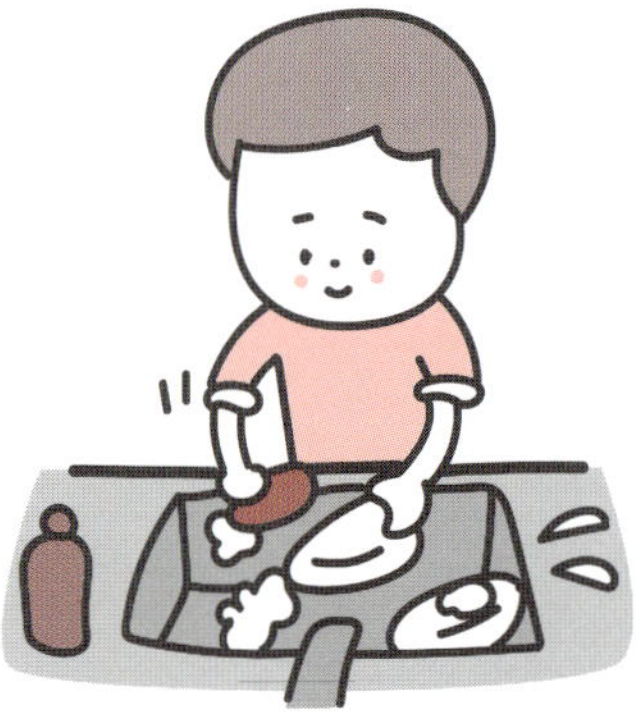

第5章

どうする？　進路と将来

特性のある子どもの進路を考えるうえでもっとも大切なことは、将来の自立や自活を目指すかどうかです。いずれ子どもは社会へと旅立つときがきます。中学卒業後にどのような進路を選択するか、できるだけ早い段階から決めて、それに向けた準備を始めることが重要です。

子どもの状態を把握しよう

中学卒業後の進路は、子どもの特性や適性をふまえ、本人の気持ちを尊重しながら、保護者や担任の先生と相談することが基本となります。

本人の希望を尊重しながら現実的な進路を選択する

中学卒業後の進路をどうするか。これは、特性の有無にかかわらず、すべての子どもにとって大きなテーマです。とくに特性がある子どもにとっては、将来の自立や自活に直結するだけに、慎重に考える必要があります。

特性のある子どもは、自分の能力や適性を客観的に判断することがむずかしい場合が少なくありません。そのため進路を考えるにも、どこか現実離れしていたり、自分の適性にまったく合わない進路を選択してしまうこともあります。

たとえば、テレビに出てくるタレントやアイドルを目指したいと言い出したり、毎日バスに乗れるから、校舎の形が好きだからといった理由で進学先や就職先を決めてしまったり……。とくにASDの子どもはこだわりが強いという特性から、一度こうと決めると融通がきかず、なか

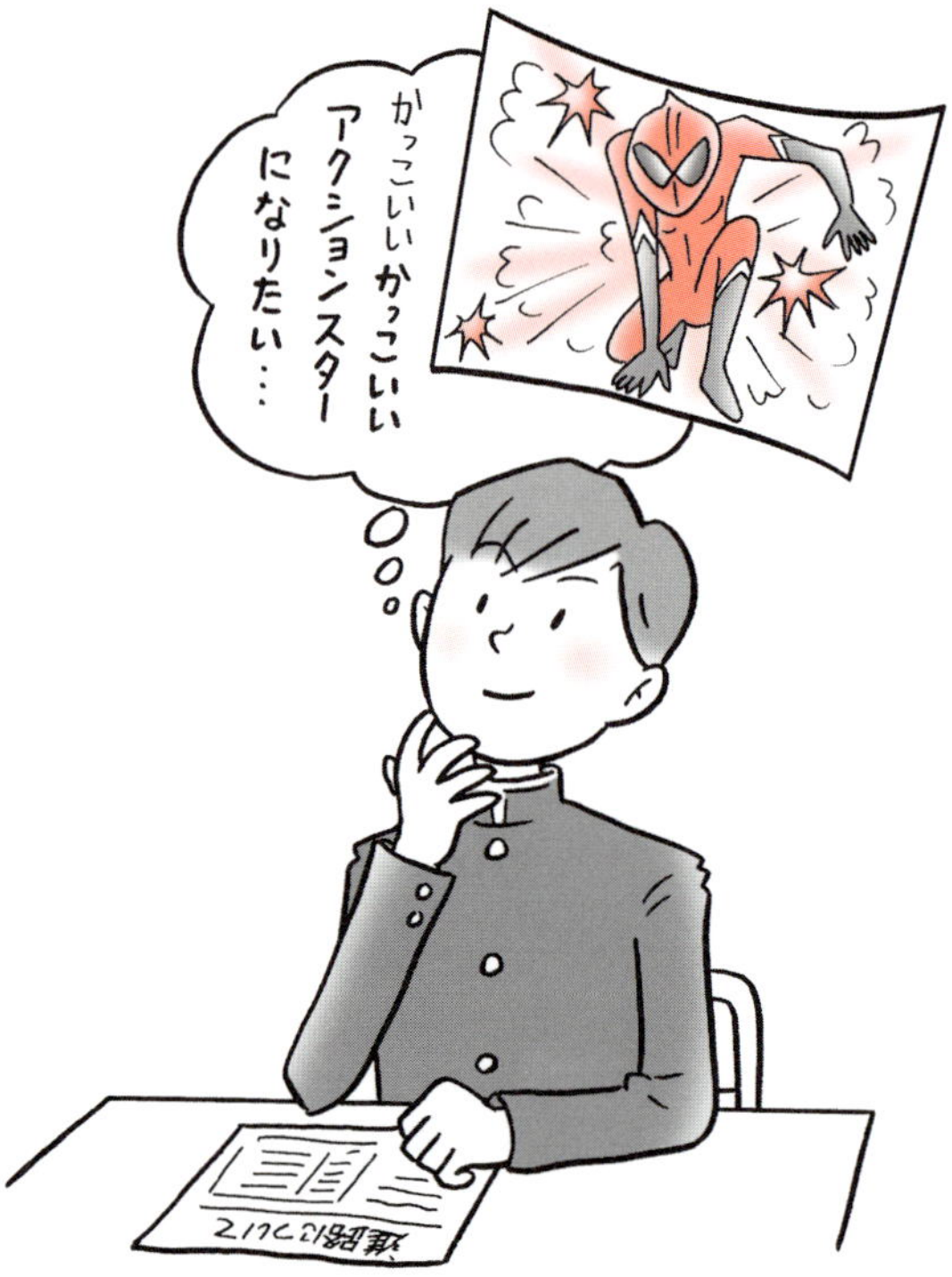
かっこいい かっこいい
アクションスターになりたい…

なか方向転換できないケースもしばしば見られます。しかし、本人の適性に合わない進路を選ぶと、結果的に本人が苦労をし、後悔することになってしまいます。

　とはいえ、頭ごなしに「そんな進路ではダメ」「そんなことは無理」などと否定すると、本人のやる気をそいでしまう可能性があります。そこでまずは、本人の気持ちや希望を確認し、そのうえで現実的な進路を選択して、本人がそれに納得できるようにするのがいちばんです。

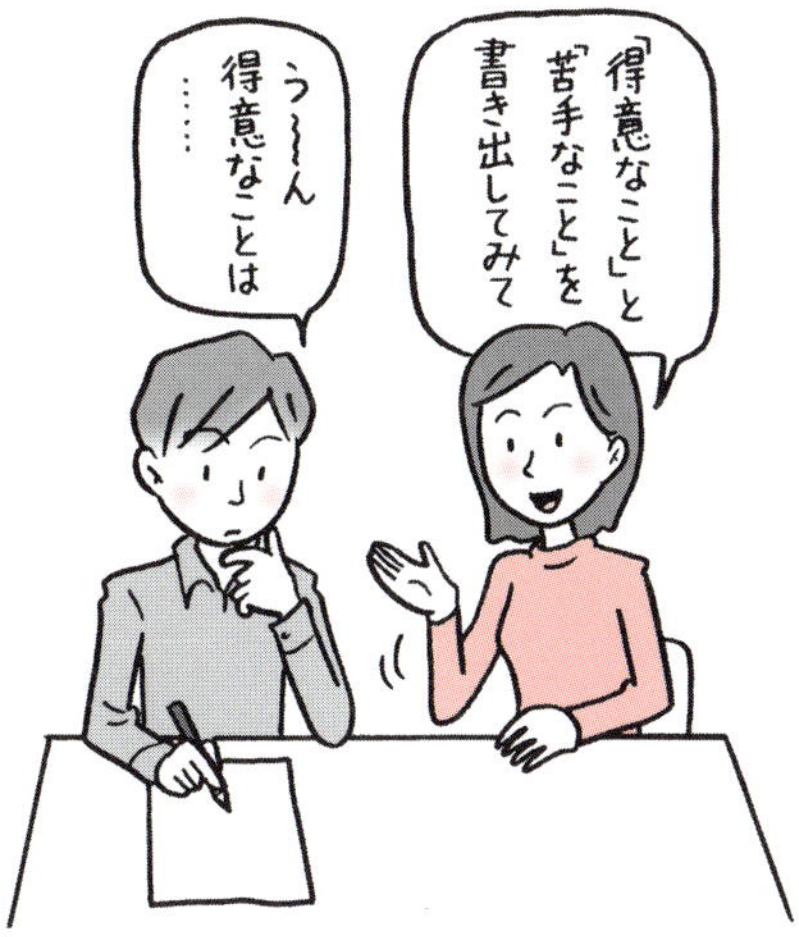
「得意なこと」と「苦手なこと」を書き出してみて
う〜〜ん 得意なことは……

現在の子どもの状態を正確に把握する

進路を決めるうえで重要なことの一つは、子どもの特性とのマッチング（相性）です。特性のある子どもは、本人の努力だけでは乗り越えられない分野があります。

　たとえば、マイペースな子どもが全日制の高校進学を希望しても、長い授業や校則についていけないかもしれません。しかし、時間の自由がある通信制なら自分の都合に合わせてじっくりと勉強に取り組めるかもしれません。

　これは、職業に関しても同じことが言えます。他人とのコミュニケーションの苦手で融通がきかない特性のある子どもは、接客業には向かないかもしれませんが、気に入った作業ならいつまでも取り組んでいられるところは、集中力が求められるものづくりに向いているかもしれません。しっかり選んだ進路がその子の特性にうまく合えば、その後も順調に成長していけるはずです。

　そこで進路を決める前に、子どもの「得意なこと」と「苦手なこと」を整理し、現在の子どもの状態を客観的に把握しておく必要があります。生活面で「得意なこと・苦手なこと」、学習面で「得意なこと・苦手なこと」を、学校の先生を交えて話し合い、支援者などのアドバイスも考慮しながら、じっくりと時間をかけて進路の準備することが大切です。

お母さんへのワンポイント

子どもの特性に合った進路をじっくりと選び抜くことで、その後の成長が大いに期待できます。

進路はいつ決めたらいいの？

中学を卒業すると、進学や就職など進路の選択肢が広がります。進路選択の準備は早めにして、具体的な行動を開始しましょう。

中学2年生になったら進路を考え始める

特性がある子どもの場合、ふつうの子どもと比べて進路の決定までに時間がかかる傾向があります。それは、本人が意思決定するまでに時間がかかるケースが多いことや、思春期には特性の現れ方が変わってくる場合があり、その状態を見ながら進路を決めていく必要があるためです。

そこで具体的には、中学2年生の夏休み後を目安に、学校とも連携しながら、子どもの興味があることや学力などを把握することから始めま

高校進学を決めた場合の流れ

ステップ1
進学先を探す（情報収集）

- 中学校の先生に相談する
- 案内書、学校のホームページ、受験ガイドなどで確認
- 高校の説明会
- 高校の公開授業
- 先輩や知人、クチコミなどなるべく多くの情報を集める

ステップ2
進学先を絞る

- 実際に候補先の高校を見学に行く
- 通学経路、高校の所在地、在学生の雰囲気などを子どもと一緒に実際に確かめる

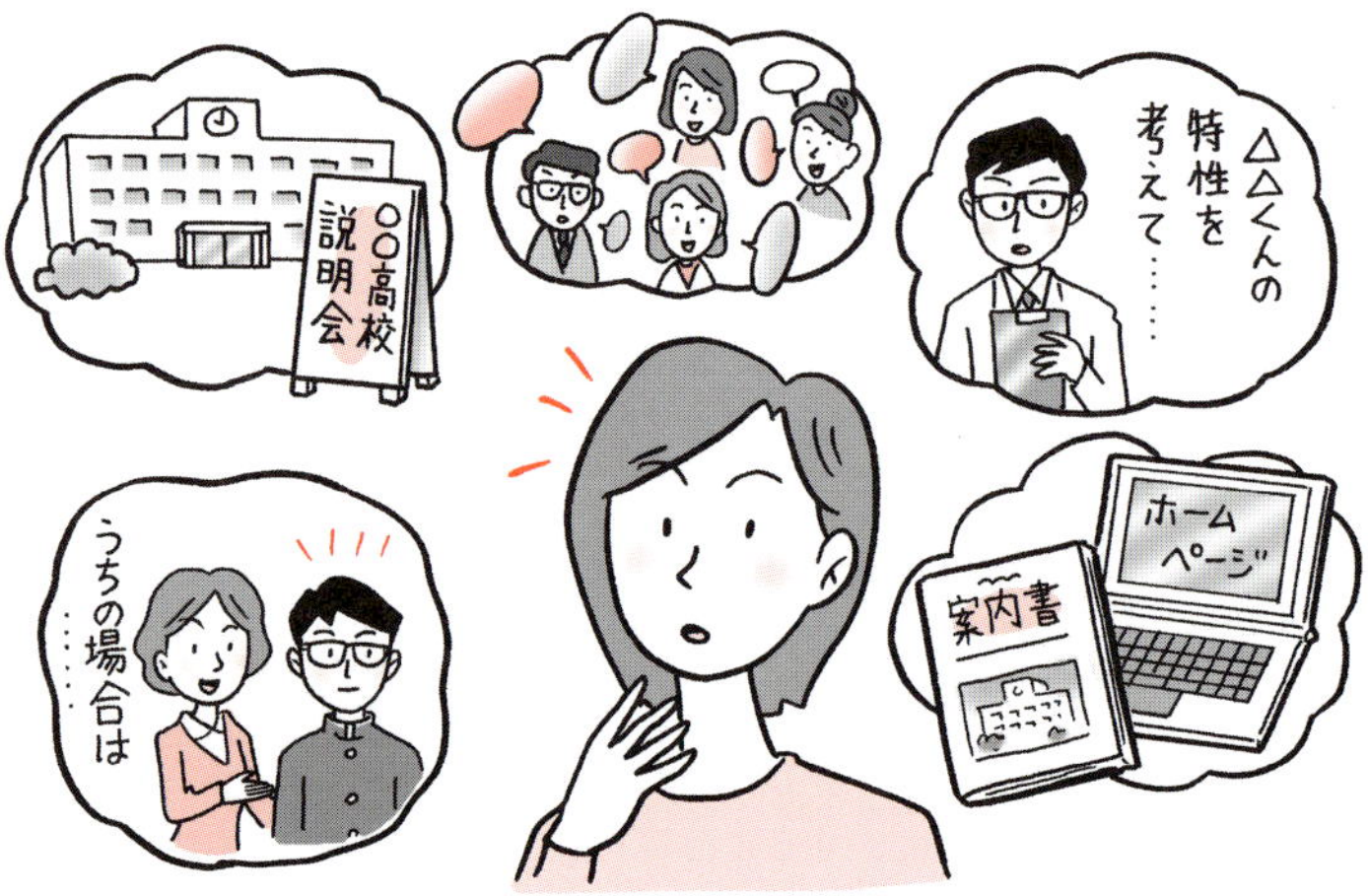

しょう。進路の選択を早めに決めることで、必要な情報収集などにあてる準備期間を長くとれるメリットがあります。

進路面談で確認しておきたいこと

中学校では、卒業後の進路相談が行われます。子どもの将来のためにも、保護者向けに行われる進路相談には積極的に出席しましょう。中学では、保護者とのさまざまな面談の機会を設けています。そこに顔を出すだけで、先生との間にも信頼関係が生まれ、気になる子どもの学校での様子や進路についても率直に聞くことができるようになります。そこで先生に聞きたいことは、あらかじめメモに書くなどして整理しておくといいでしょう。

また、子どもを交えた三者で行われる進路面談もあります。その場では、親の意見を一方的に押しつけるような態度は禁物です。特性がある子どもは、命令口調や否定的な言葉づかいに拒否反応を示すことも多いのです。まずは子どもの話に耳を傾ける姿勢で臨みましょう。

ときには、先生の話に納得できないこともあるかもしれません。その際、保護者が先生の話を否定するような態度をとってしまうと、感情的に対立してしまうおそれがあります。その場で最終的な結論を出そうとせず、あくまでも子どもの将来のために協力しながら進路を絞っていく過程ととらえましょう。

お母さんへのワンポイント

進路選択は早めにスタートしましょう。さまざまな選択肢から、子どもに合った進路が見えやすくなります。

ステップ3　進学先を決定する

・進学先の先生に受験について確認する（特性に配慮があるかどうかなど）
・高校の支援体制などを直接確認する
・高校卒業後の進路などの情報を聞く

進路面談で確認すること

- 得意科目
- 苦手科目
- 現在の学力
- 教室での様子
- 友だちとの関係
- 高校進学（または就職）について
- その他気になること　など

進路を選ぶときに注意したいこと

高校進学を検討する際には、本人の特性と支援のマッチング（相性）が大きなカギとなります。支援体制の有無など、しっかり確認しましょう。

志望校選びは早めにスタート

義務教育の中学校と違い、高校には「全日制」「定時制」「通信制」「高等特別支援学校」「特別支援学校の高等部」などの選択肢があります。また、全日制にも「普通高校」「工業高校」「商業高校」「農業高校」などがあります。高校選びは、そのまま将来の進路に直結することになります。子どもの将来設計を考えて、慎重に検討しましょう。

特性のために先のことを見通すのが苦手な子どもの場合は、早めに志望校を絞り、一緒に学校訪問をして、校風に触れたり、先輩の話を聞いてみましょう。実際に高校を訪れると、子どもは具体的に進学先を知ることができ、高校生活に対する不安がやわらいだり、受験の準備がしやすくなるものです。

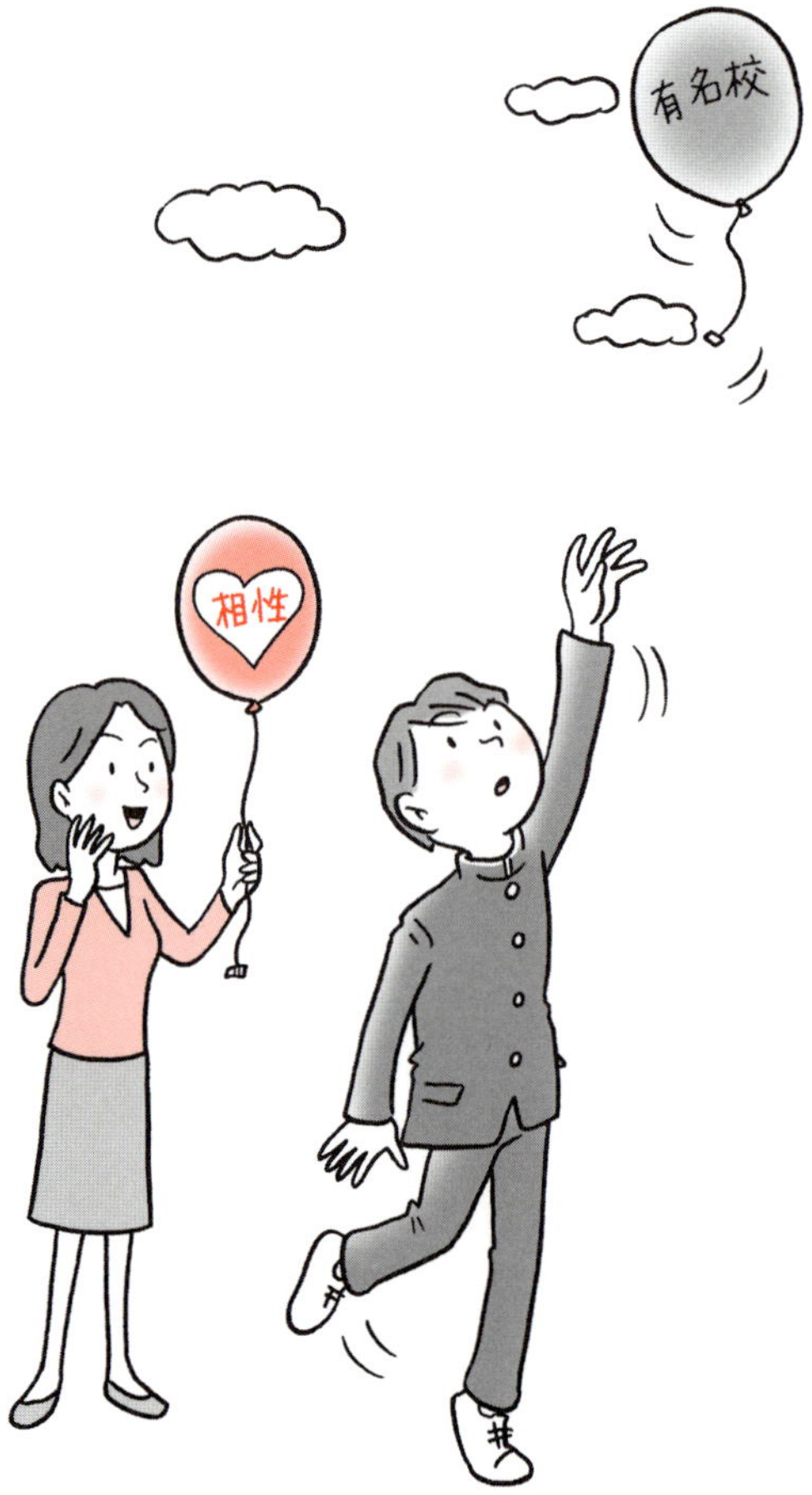

高校選びのポイントは知名度よりも相性

高校は知名度などにこだわるよりも、子どもとの相性を優先して選ぶことが大切です。

発達障害の診断をオープンにして進学する場合は、その高校が発達障害に理解のある学校なのか、支援体制が整っているかなどについて確認しましょう。高校の支援体制は一律ではなく、学校によって大きく違うのが現状です。

支援担当の先生や校長先生などに面談の機会を設けてもらい、過去の支援の例や実際に支援を受けている先輩の話なども聞いてみましょう。親の会などの体験談なども参考になります。

また、卒業後の進路についても確認してみましょう。その高校から大学への進学率が低くても、特定の企業や業種への就職に実績がある高校の場合は、その後の進路が具体的に見えてきます。

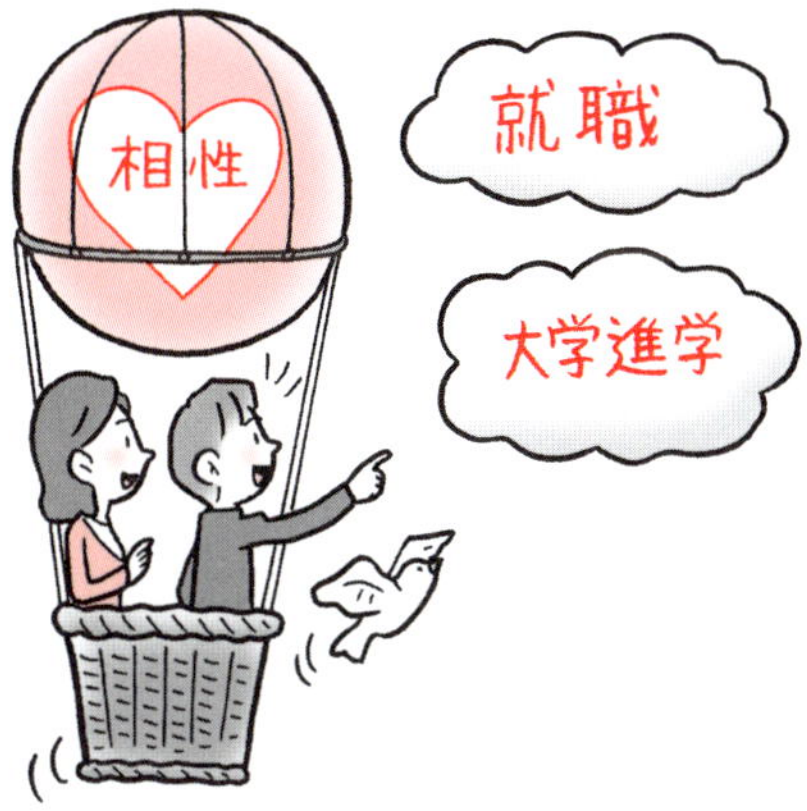

特例申請の制度とは

特例申請とは、特性があるために入学試験で不利益を受けないように、試験の方法や条件を変更してもらう制度です。障害の診断があり、本人にも告知されていることが前提です。申請が受理されると、ほかの受験生のいない教室で試験を受けたり、特性に合わせた問題を用意してもらえるなどの配慮が受けられます。合格した場合は、学校から学習や生活指導をはじめとするさまざまな支援が受けられます。

自治体にもよりますが、特例申請は願書提出よりも早いことが多いので、志望校が決まったら、提出時期を必ず確認しておきましょう。

特例申請の流れ（東京都の場合）

通っている中学校に申請の相談

▼

中学校を通して教育委員会へ連絡

▼

教育委員会から申請用紙をもらう

▼

申請書は中学校を通して教育委員会へ提出

▼

教育委員会から中学校へ受理の返事

▼

特例受験へ

お母さんへのワンポイント

志望校は早めに決めて、子どもに目標を持たせてあげましょう。受験の準備もしやすくなります。

高校にはどんな選択肢があるの？

高校には、全日制、定時制、通信制などの種類があり、子どもの特性によってはそれぞれにメリットとデメリットがあります。

それぞれの特徴を知って相性のいい高校を選ぶ

高校にはいくつか種類があり、それぞれ特徴が異なります。

全日制は、朝から夕方まで授業を行う一般的な高校です。普通高校、工業高校、商業高校、農業高校などがあります。中学校よりも授業内容がむずかしくなることに加え、人間関係もより複雑になってきます。そのため、特性のある子どもの場合、勉強についていけない、友だちと良好な関係がつくれないなど、つまずく要因が多くなることが考えられます。子どもの特性と相性を第一に考えて、学びやすい高校を選ぶことが大切です。

たとえば、子どもがコンピューターや機械などが好きであれば、工業高校を選択することで、やる気を持って勉強に臨み、能力を伸ばせる可能性が高くなる場合があります。ただ、全日制高校の発達障害者支援は、まだ始まったばかりです。気になる高校があるようなら、必ず子どもと一緒に見学に行って、環境を確認するようにしましょう。

定時制高校は、1日を午前の部、午後の部、夜間の部に分けて授業を行っています。年齢に制限がなく、仕事を持っている人も通えて、全日制より1年多い4年で卒業します。好きな時間に通えることや、授業以外の時間を自由に使えるのは魅力で

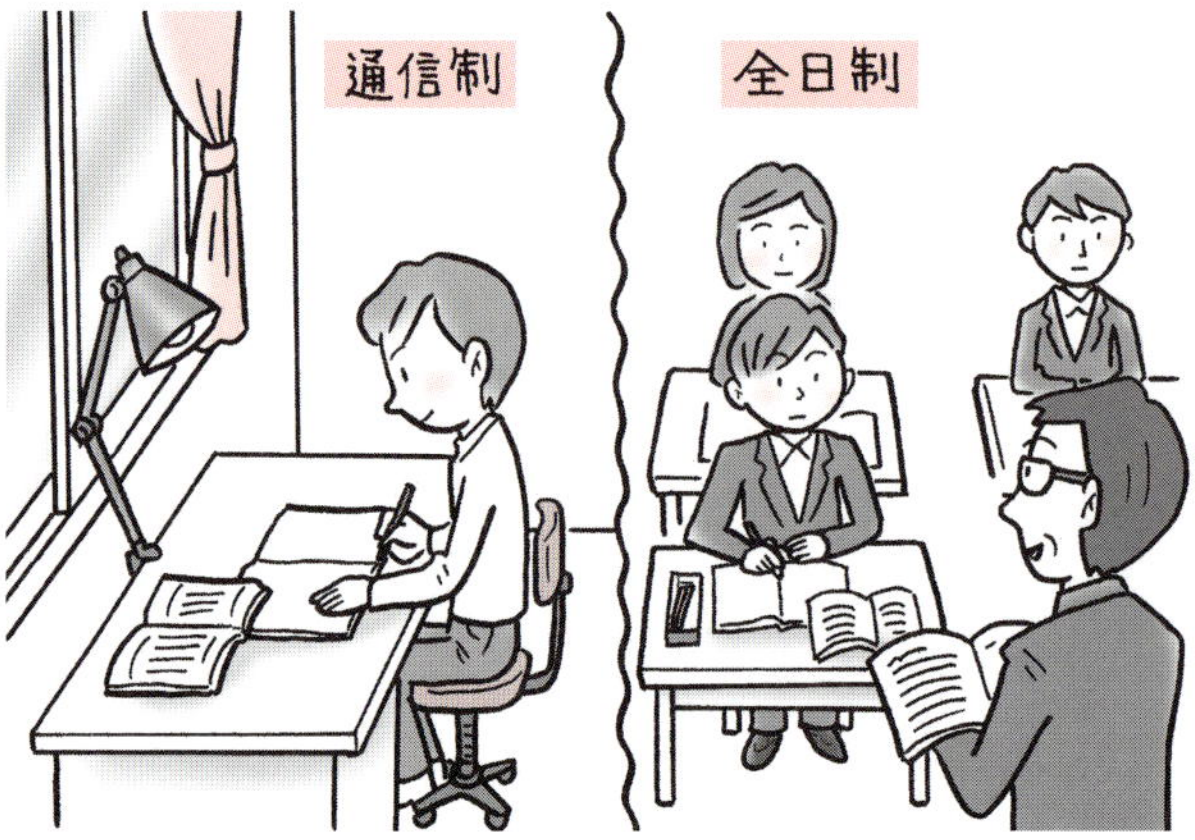

高校それぞれのメリットとデメリット

全日制高校

〈おもなメリット〉	〈おもなデメリット〉
・普通高校、工業高校、商業高校、農業高校などがあり、選択の幅が広い ・進学や就職など卒業後の進路の幅が広い ・友だちができて交友関係が広がる ・部活動などを通じて社会性が身につく	・授業の進み方が早い ・人間関係でトラブルになる場合がある ・いじめや孤立化する場合がある ・個別支援が受けにくい

定時制高校

〈おもなメリット〉	〈おもなデメリット〉
・午前、午後、夜間の好きな時間に通える ・授業以外の時間を自由に使うことができる ・さまざまな年代の人と交流できる ・技能連携校（働くための技能を習得する）に並行して通える	・卒業まで４年を要する ・生徒の年代が違うことでトラブルになる場合もある

通信制高校

〈おもなメリット〉	〈おもなデメリット〉
・自宅で学習できる ・対人関係のトラブルがない ・卒業までの期限がないので、自分のペースで勉強ができる ・高校中退者でも再入学して卒業できる ・技能連携校（働くための技能を習得する）に並行して通える	・学校生活を通じた交友関係ができにくい ・社会性が育ちにくい ・高校生という自覚が育ちにくい ・自宅学習のためさまざまな誘惑があり、挫折する場合がある

す。ただ、生徒同士の年齢がまちまちなことで、人間関係でトラブルが起きることもあります。

通信制高校は自宅で学習し、週に1～2回スクーリングと呼ばれる面接指導に行きます。ほかの生徒と交流する機会がほとんどなく、また卒業までの期限もないので、自分のペースで勉強したい人、集団行動や他人とのコミュニケーションが得意でない人にとっては相性がいいといえるでしょう。

お母さんへのワンポイント

子どもにとって相性のいい高校に巡り合えると、人として成長するとともに、持てる能力を伸ばすことにもつながります。

特別支援学校という選択肢もある

特性によって支援の必要が高かったり、高校進学に対する不安が大きいときは、特別支援学校を選んで自立を目指す方法もあります。

専門教育を受けた教員がいて支援体制が整っている

知的障害（療育手帳保有）がある、特性により支援の必要が高い、通常の高校では適応がむずかしいという場合には、特別支援学校に進学するのも選択肢の一つです。

特別支援学校は、かつて養護学校と呼ばれていたところで、発達障害や知的障害がある人に対して必要な支援と教育を同時に提供している学校です。特別支援学校には、小学部、中学部、高等部がありますが、近年では高等部だけの「高等特別支援学校」が整備され始めています。

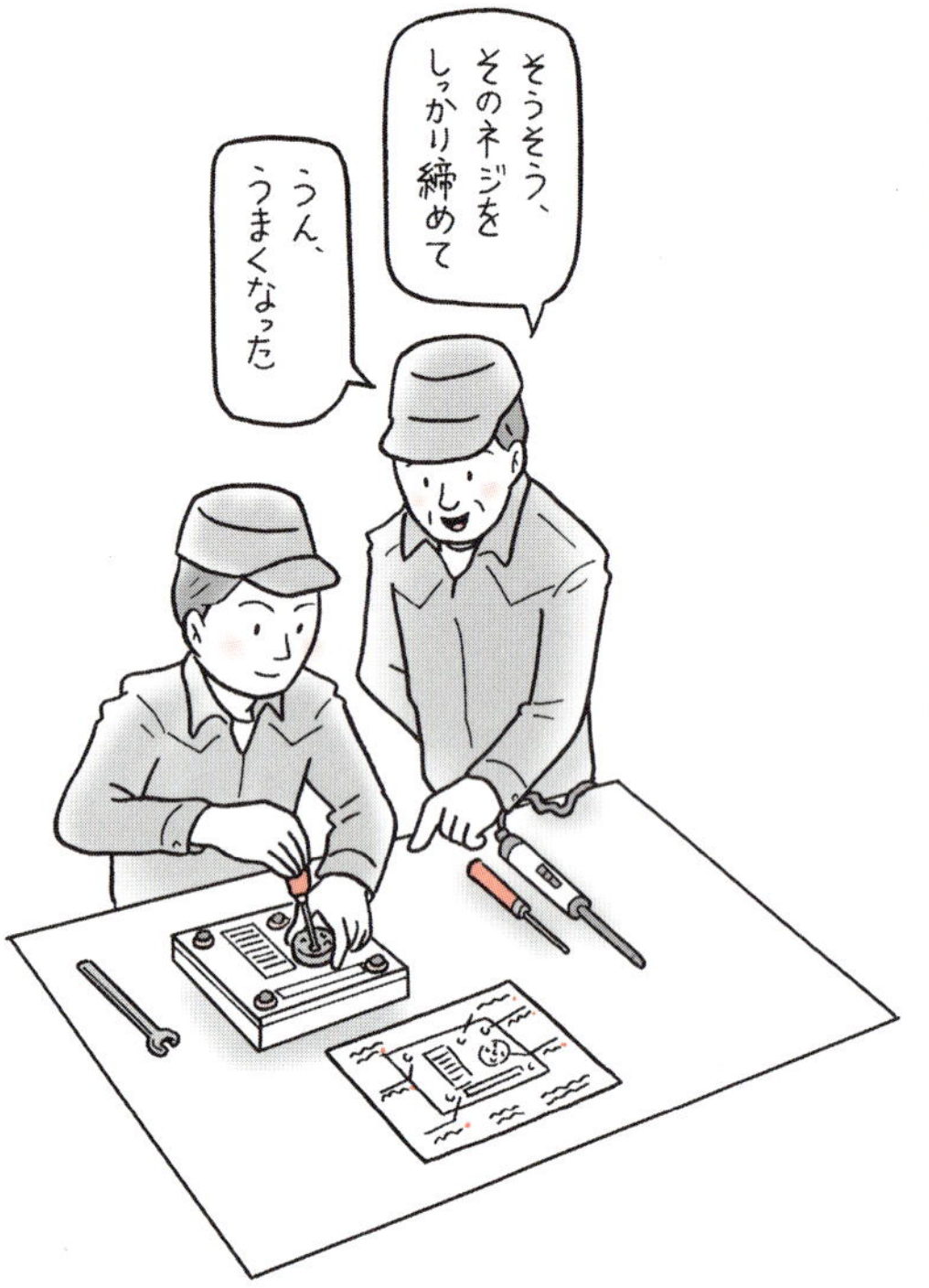
そうそう、そのネジをしっかり締めて
うん、うまくなった

特別支援学校の高等部や高等特別支援学校には、特別支援学校の中学部から進学するケースがほとんどですが、普通中学校から進学することもできます。

特別支援学校の大きな特徴は、なんといっても支援体制が整っていて、個別の支援が受けやすいことです。

入学する段階で診断名や本人の特性がわかっているので、学校側も生徒の特性に合わせた支援をすることができます。

また、特別支援学校の教員は障害児教育に特化した専門教育を受けた人がほとんどで、発達障害に対する知識や経験が豊富なので、相談や支援がスムーズにできることが大きなメリットといえます。

就労に備えた職場実習も充実

特別支援学校の高等部や高等特別支援学校では、就労を目指した職業教育にも力を入れています。授業のほかにも、生活スキルを学ぶ時間が設けられていたり、農作業や技能実習をしたり、工芸などを経験することで、将来の就労につながる体験をすることができます。

また、実際に企業や事業所に出向いて、一定期間トレーニングを受ける形の実習を行うこともあります。特性によって支援が必要だったり、通常の高校生活を送ることに不安を感じている場合は、特別支援学校の高等部や高等特別支援学校への進学も視野に入れておくといいでしょう。

進路として特別支援学校を選択する場合には、本人や家族が診断名を知り、その特性について理解していることが重要となります。特別支援学校で学ぶ子どもはさまざまな障害を抱えている場合が多く、知的レベルも異なります。子どもの特性や能力に合ったオーダーメードの教育が理想ですが、現実にはそれを行う体制が十分に整っているとはいえません。

教育現場は試行錯誤の連続です。進学を志望する際には、なにごとも現場任せにせず、本人や家族も一緒に教育体制や支援体制をつくっていくのだという心構えを持つことが大切だといえます。

お母さんへのワンポイント

子どもの特性によっては、将来の自立や自活に向けた具体的なサポートが期待できます。

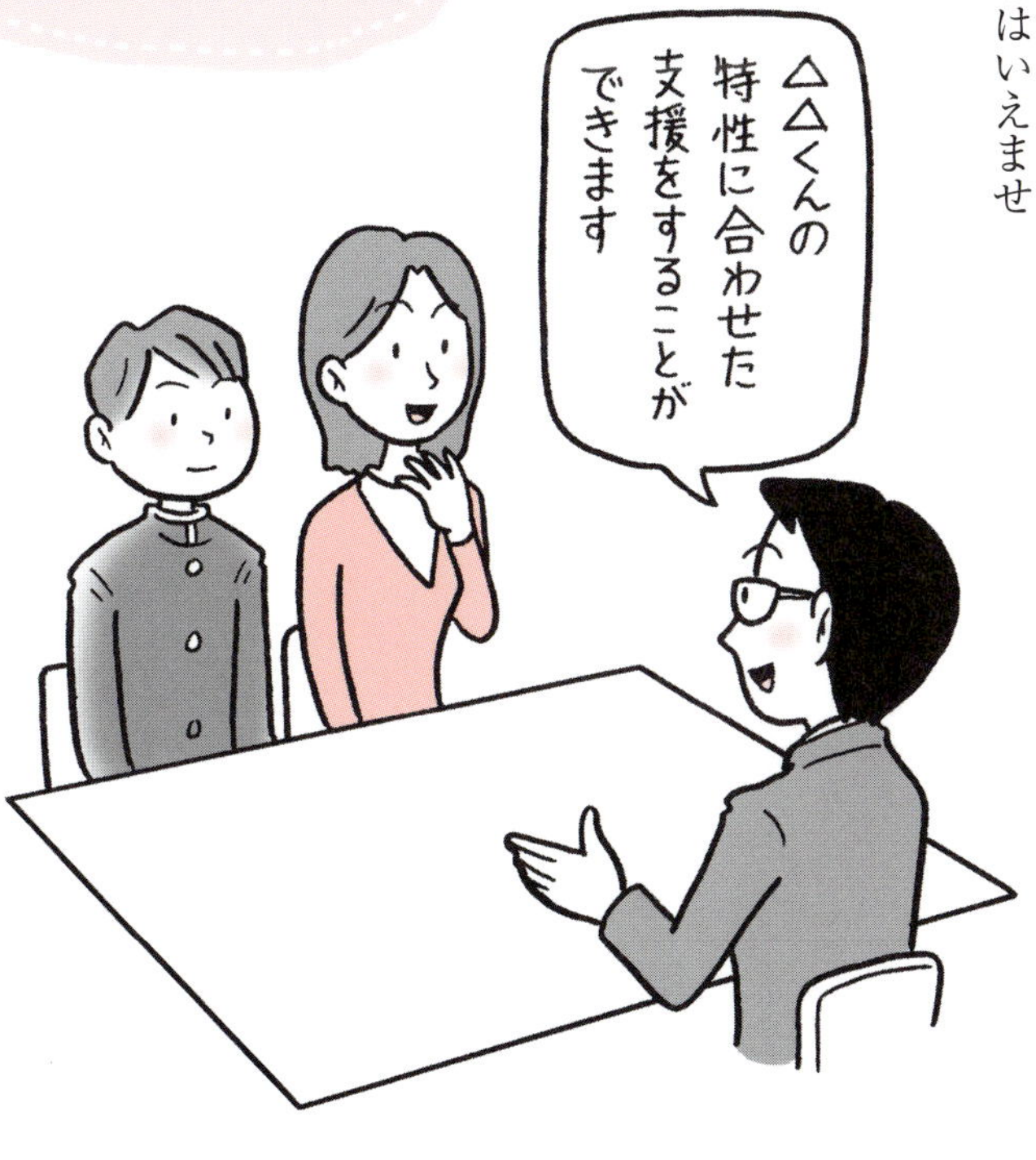
△△くんの特性に合わせた支援をすることができます

将来の自立や自活に必要なスキルとは？

スキルといっても特別なことではありません。しかし、将来社会に出て働き、自立や自活できるようになるには、身につけておきたいルールやマナーがあります。

就労に備えて生活のリズムを保つ

将来、自立して働くために必要なものとして、①仕事をするためのスキルがある、②健康管理ができる、③規則正しい生活のリズムが保てる、④スムーズな人間関係がつくれる、などがあげられます。

このうち、特性のある子どもがまず身につけたいのが、「規則正しい生活のリズム」です。特性がある子どもは先の見通しを立てるのが苦手な傾向にあるため、たとえばゲームやインターネットなど、つい目先の楽しみに夢中になってしまい、夜更かしをして朝起きられなくなるなど、生活のリズムを崩してしまう場合があります。夜更かしの癖がつき、毎朝、親に起こしてもらうようでは、就労後にも寝坊して遅刻を繰り返してしまうことになりかねません。

また、本人としても夜更かしがいいことではないとわかっているので、「自分はダメな人間」と劣等感を抱いたり、就労することに自信を失ってしまう可能性もあります。

そこで早いうちから、規則正しい生活のリズムを保てるようにしておきましょう。起床時間と就寝時間、ゲームやインターネットなどの使用

生活のリズムを保つポイント

- 基本的な起床時間と就寝時間を決め、平日でも休日でもそのリズムを変えない
- ゲームやインターネットは1日の使用時間の上限を決めておく
- 毎日の大まかなスケジュールを立てて、それを守らせる
- 一度決めたお手伝いなどは、試験や旅行といった「特別な日」の前日でもやらせる
- 夏休みなどの長期休みには、朝の散歩やウォーキングなどをスケジュール化して、夜更かしをしないようにする

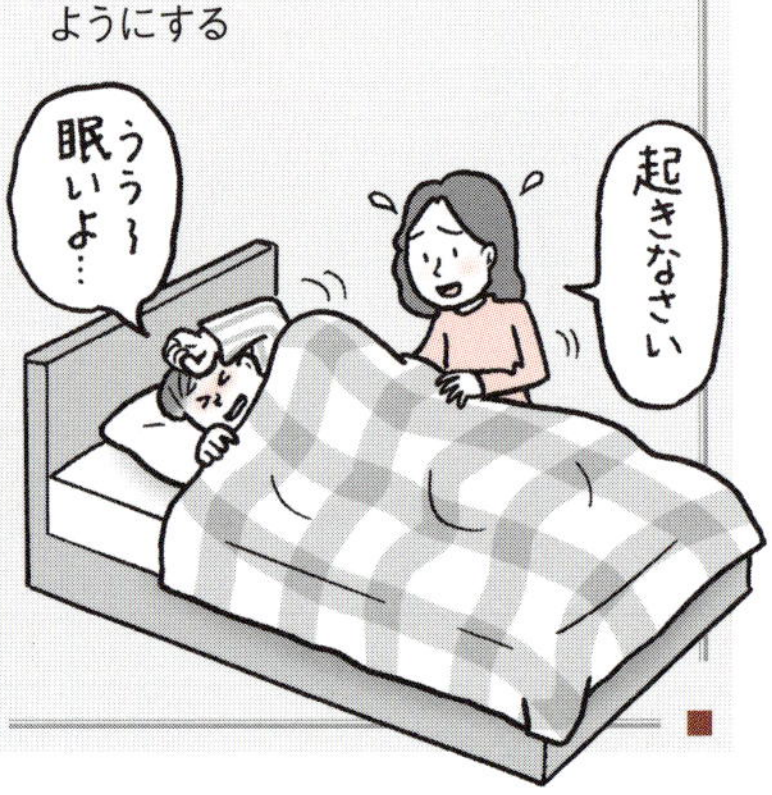

時間などを決めたり、毎日のスケジュールを大まかに立てておいたりして、平日や休日を問わずそのリズムを守るようにします。

仮に、ゲームに熱中して夜更かししていたら、「早く寝なさい！」と叱るのではなく、「明日の朝、6時30分から一緒に散歩しよう」などと、具体的な行動を提案するのも一つの方法です。スケジュール通りに行動することで、自然に生活のリズムが定着してくるはずです。

対人関係の基本マナーを練習しよう

ASDの子どもは、あいさつや礼儀などの目に見えないしきたりを理解することが苦手です。ですから、人からあいさつをされても、あいさつを返すことができなかったり、先生など目上の人と話す際にも、友だちに話すような口をきいてしまったり、逆に必要以上に敬語を使ってしまう場合があります。

またADHDの子どもは、ルールやマナーを知っていても、多動性や衝動性といった特性のために適切な行動がとれず、結果的にルール違反やマナー違反ととらえられてしまう場合があります。

ルールやマナーは習慣として覚えることが重要ですが、実際にはいろいろな経験を積み重ねながら身につけていくことになります。その際、たとえばお母さんがコーチ役になって、具体的にいつ、どのような相手に、どのように声をかけるのが適切なのかを、状況に応じて繰り返し練習してみましょう。

また、基本的なマナーを身につける練習とともに、「同じ失敗を繰り返さないための対策」を立てることも必要となります。

覚えておきたいルールやマナー

〈あいさつや礼儀〉
- 登校時には「おはよう」、下校時には「さようなら」など、基本的なあいさつ
- 手伝ってもらったとき、借りたものを返すときは「ありがとう」とお礼をいう
- なにかを借りるときは「借りてもいい?」と相手の許可を得る

〈対人関係〉
- 人が嫌がることはいわない、やらない
- 相手の話を聞くときは、相手の顔を見る
- 異性の体には触れない
- 人前で服を脱いだり、股間を触らない

お母さんへのワンポイント

生活のリズムや基本マナーが身につけば、社会における適応力が大幅にアップします。

COLUMN

お母さんの支援は“ほどほど”でいい

子どもの将来に備えて、早めに準備をしておくのは大切なことです。しかし特性がある子どもの場合、なかなか思ったようには進まないことが多いようです。だからといってお母さんが必要以上にがんばりすぎてしまうと、かえって不安になったり、イライラしたりと、大きなストレスを抱えてしまいます。さらに、家族や身内からもわかってもらえないとなれば、「なんで私だけが……」と孤独に陥り、中にはうつ状態に陥ってしまうお母さんもいます。

うつ状態が続くと、子育てや家事などへ取り組む意欲が低下したり、物事に対して否定的になったりして、なにも手につかなくなってしまう可能性があります。ひどい場合は、子育てを放棄したり、子どもに対して虐待行為をしてしまったり、夫婦関係や家族関係が崩れてしまう場合もあります。

また、度を超えた指導や介入は、たとえそれが子どもの将来を考えての支援だとしても、子どもにとってストレスとなってしまう場合もあります。なにごとも「〜しすぎ」はよくありません。そこでお母さん自身が疲れやストレスを感じるようなときには、「ちょっとがんばりすぎかな？」「この辺にしておこう」と自らストップをかけることも必要です。

特性のあるなしに関わらず、子どもを自立に導くのは、決して短く平坦な道のりではありません。「終着点」も「近道」もありません。持久戦だからこそがんばりすぎずに、「ほどほど支援」を心がけましょう。

第6章

知っておきたい
公的支援と就労支援

就労を考える際はまず学校に相談しますが、ほかにも就労を支援する機関があります。近年では発達障害者の雇用促進に関する法律も整備され、特性があることだけで就労ができないということはありません。さまざまな選択肢から子どもの特性や適性に合った会社を選ぶためにも、さまざまな公的支援を活用しましょう。

子どもの特性に合った仕事を選ぶには？

就労先や業種を選ぶ際になによりも重要なことは、本人の特性や適性に合っているかどうかです。客観的に向き・不向きを考えてみましょう。

子どもにどんな適性があるかを知ろう

だれにでも得意なことと苦手なことがあります。特性がある人の場合は、その得意と苦手の差が非常に大きい場合があります。

就職がゴールではなく、就職した会社で能力を発揮し、働き続けることが重要であり、それが自立へとつながります。しかし、合わない仕事に就いてしまうと、悩んだり苦しんだりすることが少なくありません。だからこそ、就職する会社や業種を選ぶ際には、本人の適性に合っている仕事、職場であるかどうかがなによりも重要となります。

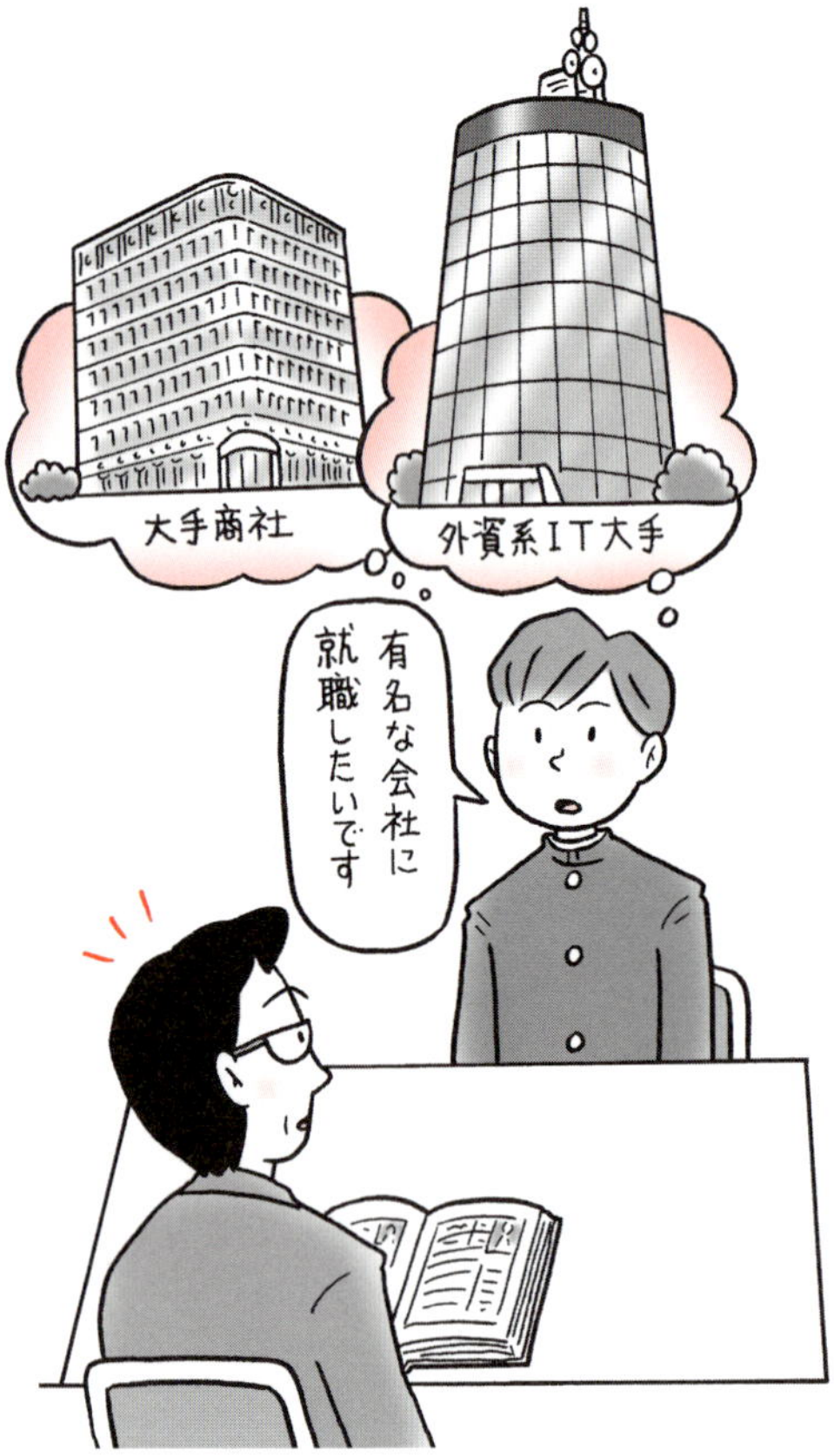
大手商社
外資系IT大手
有名な会社に就職したいです

適性を知るためには、支援者や支援機関（※P88～89参照）にも協力してもらって、得意なことと苦手なことを書き出しながら整理してみましょう。特性があっても合う仕事は、人によって異なります。この仕事がピッタリという正解はありませんが、向いている仕事の傾向をつかむヒントが得られます。

向いている仕事とそうでない仕事の例

ASDの場合

できる人が多い →

・作業が規則正しくできる
・単純な反復作業をいとわない
・むずかしい漢字や文章の読み書き
・パソコンの操作
・専門知識を覚える
・細かな部品などの管理や整理
・常識にとらわれない発想

向いている仕事の例

- ＩＴ系
- 工場（製品管理部門）
- デスクワーク（業務管理部門）
- 清掃業
- 調理関係
- 研究職
- 芸術系

苦手な人が多い →

・スムーズな会話
・ミスをなくす
・スムーズな人間関係
・急な予定変更に対応する
・話の裏やうそを見抜く
・お世辞やジョークをいう・理解する
・ストレスをがまんする
・周囲の空気を読む

難しい仕事の例

- 営業職
- 窓口業務
- 接客業（飲食業などの接客はできる場合がある）

ADHDの場合

できる人が多い →

・行動力がある
・興味のあることに対して情熱と集中力を発揮する
・固定概念にとらわれない発想力や感性がある

向いている仕事の例

- ＩＴ系
- 営業職
- 販売職
- デザイナーなどのクリエーター
- 研究職

苦手な人が多い →

・単調な作業の繰り返し
・集中力を持続させること
・時間やルールを厳守すること
・一度に多くのことに注意を向ける
・ミスが許されないこと

難しい仕事の例

- 自動車修理工場（製品管理部門）
- デスクワーク（業務管理部門）
- 本などの校正者
- 清掃関係

お母さんへのワンポイント

子どもに合う仕事や職場に巡り合えれば、それだけ自立も近づきます。支援機関などの第三者を交えて、客観的に判断しましょう。

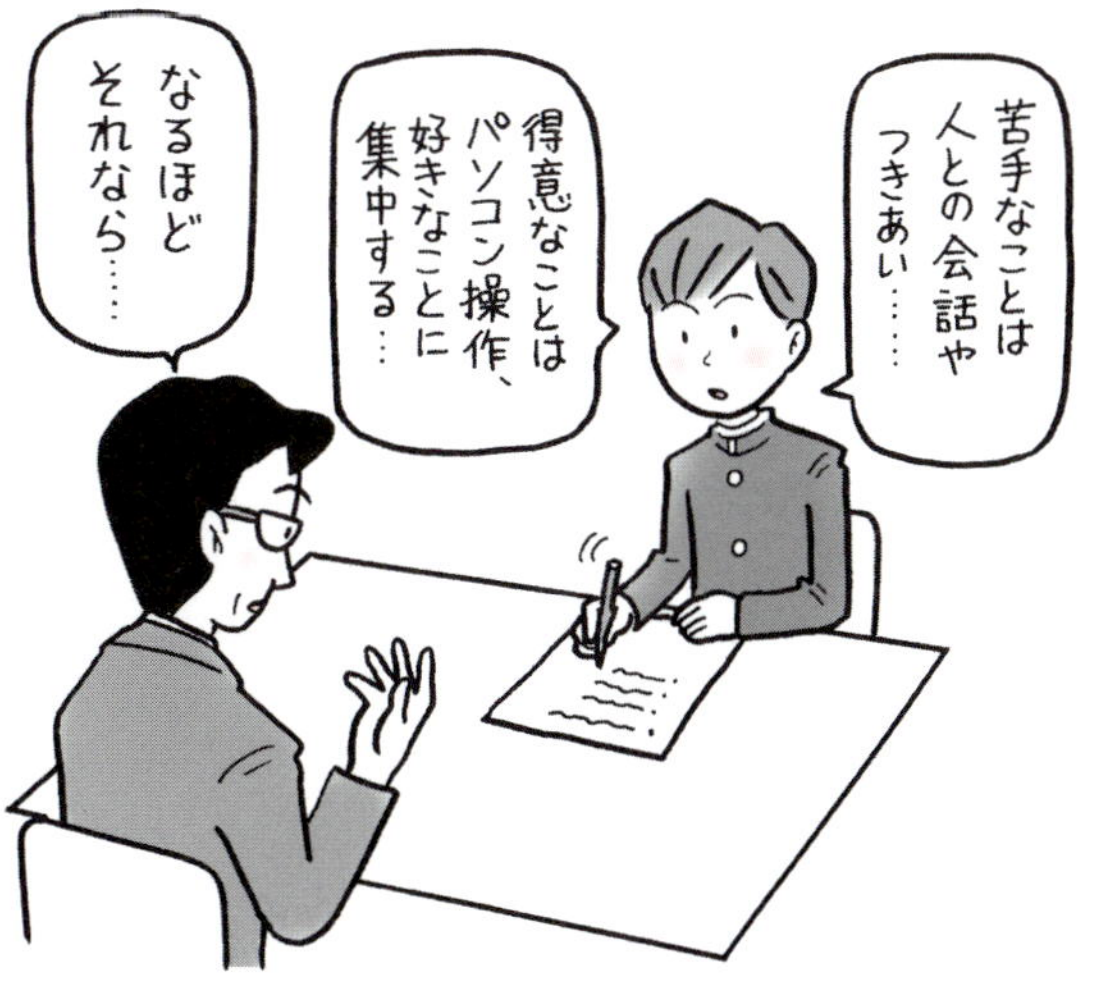

苦手なことは人との会話やつきあい……
得意なことはパソコン操作、好きなことに集中する…
なるほどそれなら……

「一般枠」と「障害者枠」、どちらを選ぶ？

特性がある人の就職には、大きく二つの方法があります。どちらを選ぶかによって、働ける会社や職種、業務なども変わってきます。

「一般枠」にはメリットとデメリットがある

特性のある人が就職を考えるにあたっては、障害や特性のことを伝えずに就職する「一般枠」と、障害や特性のことを伝えたうえで就職する「障害者枠」という二つの選択肢があります。そのどちらを選ぶかによって、働ける会社、職種や業務が変わってきます。

特性があっても知的な遅れがない場合は、「一般枠」での応募も可能になります。「一般枠」とは文字通り、一般の就職希望者と同じように入社試験を受けて入社するものです。特性は考慮されませんが、会社や職種などの選択肢は大きく広がります。また、努力次第では一般社員と同じように大きな仕事を任されたり、出世したりすることも可能です。

一方、デメリットもあります。会社から特性を配慮してもらうことがないため、急な残業もあり、昇格すればリーダーシップも求められ、部署の配置換えや転勤などでも一般社員と同じ扱いになります。

保護者の中には、「成績はいいのだから」「大学を卒業したのだから」と、一般枠で入社させたいと希望する方もいることでしょう。しかし、就職は人生の大きなテーマです。本人の特性を見極め、周囲や支援機関ともよく話し合って決めるといいでしょう。

手帳を取得すると就労のチャンスが増える

手帳制度は、障害者を支援するための制度です。手帳を取得して支援の必要性を理解してもらうことで、就労先の理解が受けやすくなります。障害者枠の利用も可能になります。また、就労後もさまざまな支援が受けられるメリットがあります。

精神障害者保健福祉手帳は統合失調症、うつ病、てんかん、アルコール依存症などの精神障害のある人が取得できる手帳です。また、その他の精神障害者として、知的障害をともなわないASDやADHD、LDなどの発達障害も取得の対象に含まれています。

特性を考慮してもらえる「障害者枠」

「障害者枠」とは、特性を事前に就職先に申告して入社することです。障害者枠を使って就職を目指す場合、障害者手帳の取得が前提となります。特性がある人には、ほとんどの場合「精神障害者保健福祉手帳」が発行してもらえます。

障害者枠のメリットは、本人の特性に配慮してもらえることです。また、残業や配置転換などもほとんどありません。現在、障害者枠の就職に関しては、大企業やその系列会社（特例子会社）が積極的に行っています。正社員ではなく契約社員としての入社が多いのですが、一方的に契約を打ち切られることはほとんどなく、本人の努力とやる気次第で正社員に登用されるケースもあります。

その反面、簡単な軽作業や事務補助など職種が限られていることが多く、給料面もほとんど昇給しないことがデメリットといえるでしょう。ただ、最近では障害者枠でも専門職の募集があるなど、徐々に選択肢は広がってきています。

就職先を選ぶときには、一般枠と障害者枠それぞれのメリットとデメリット、障害者枠の有無などを確認しながら検討するといいでしょう。

「一般枠」と「障害者枠」のメリットとデメリット

一般枠

〈メリット〉
- 会社、職種、業種などの選択肢が広がる
- 昇進、昇給がある

〈デメリット〉
- 特性への配慮がない
- 入社試験がある
- 残業、配置転換、転勤などがある

障害者枠

〈メリット〉
- 特性への配慮が受けられる
- 残業、配置転換、転勤などがない

〈デメリット〉
- 会社、職種、業種などの選択肢が限られる
- 昇給、昇進がない場合が多い

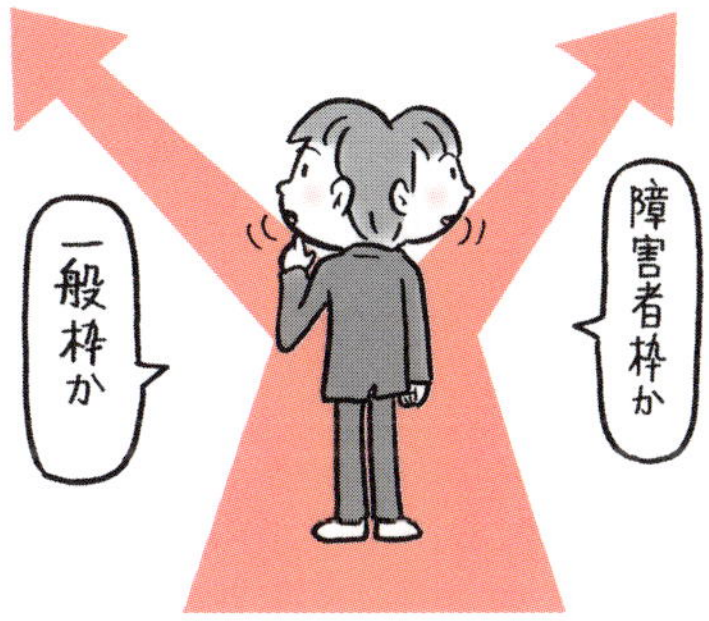

お母さんへのワンポイント

障害者手帳を持っていても、一般枠での就職はできます。本人が悩んでいるようなら、まずは一般枠で目指してみて、あとから障害者枠に変更するなど、臨機応変に臨みましょう。

働きやすい会社を選ぼう

特性がある人にとって働きやすい会社とは、なんといっても職場全体で特性に理解があり、支援についての共通認識を持っていることが基本となります。

「特性に理解があるかどうか」がポイント

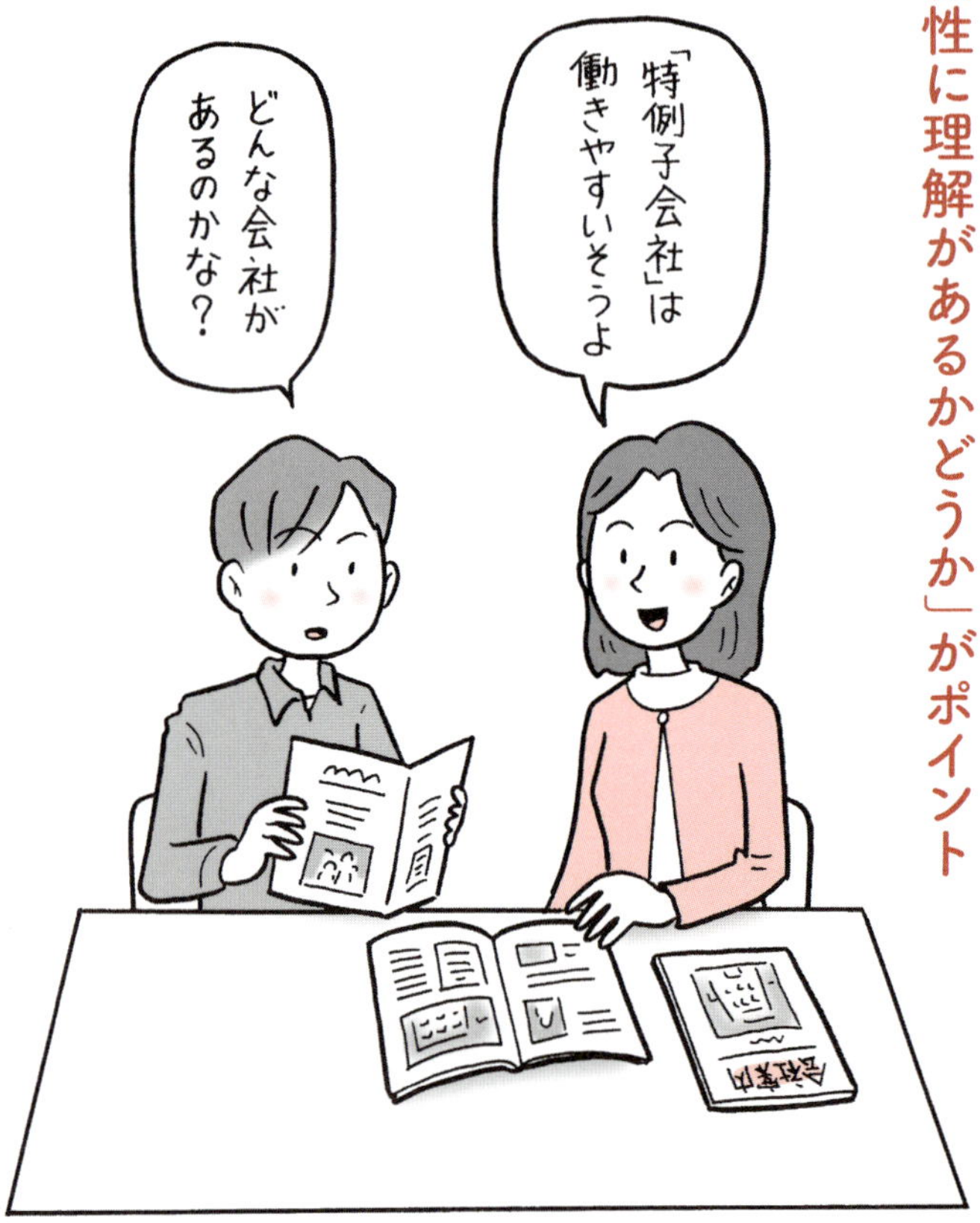

「特例子会社」は働きやすいそうよ
どんな会社があるのかな？
会社案内

特性がある人が一般枠で入社した場合、社内で問題になるケースがあります。

たとえば、ＡＳＤの特性がある人が、一般枠で入社したとしましょう。通常の業務をこなすには問題がなかったとしても、急な予定の変更やスケジュール通りに仕事が進まなくなると、特性のために融通がきかず、また臨機応変な対応もできずに、パニックを起こしてしまう場合があります。そのような行動が続くようだと、どうしてそうなるのかを知らない同じ部署の人を戸惑わせ、敬遠され、やがて業務にも支障が出てくるかもしれません。

このようなケースがあった場合、

特性に理解のある会社であれば、担当者が所属部署にあらかじめ説明をしておいて、特性がある人の仕事が遅れたり、パニックが起きたような場合にはどうするか、対処のルールを設けておいてくれるでしょう。

特性に対する共通認識が職場全体にあれば、特性があっても職場でいやな思いをすることなく、仕事に取り組むことができるでしょう。

障害者を積極的に採用する「特例子会社」

特性に理解があり、障害者を積極的に採用している会社の例として、「特例子会社」があげられます。

特例子会社というのは、障害者雇用を促進する目的で、障害者が働きやすいように特別に配慮をするなど一定条件を満たし、厚生労働省が認可した会社のことです。現在、日本では約450社あります。

障害者に対して理解と雇用経験があるので、特性があっても就労できる可能性はより高いといえます。実際、職場における定着率も高い傾向にあります。

就職先を考える際には、特例子会社も候補の一つとして念頭においておくといいでしょう。

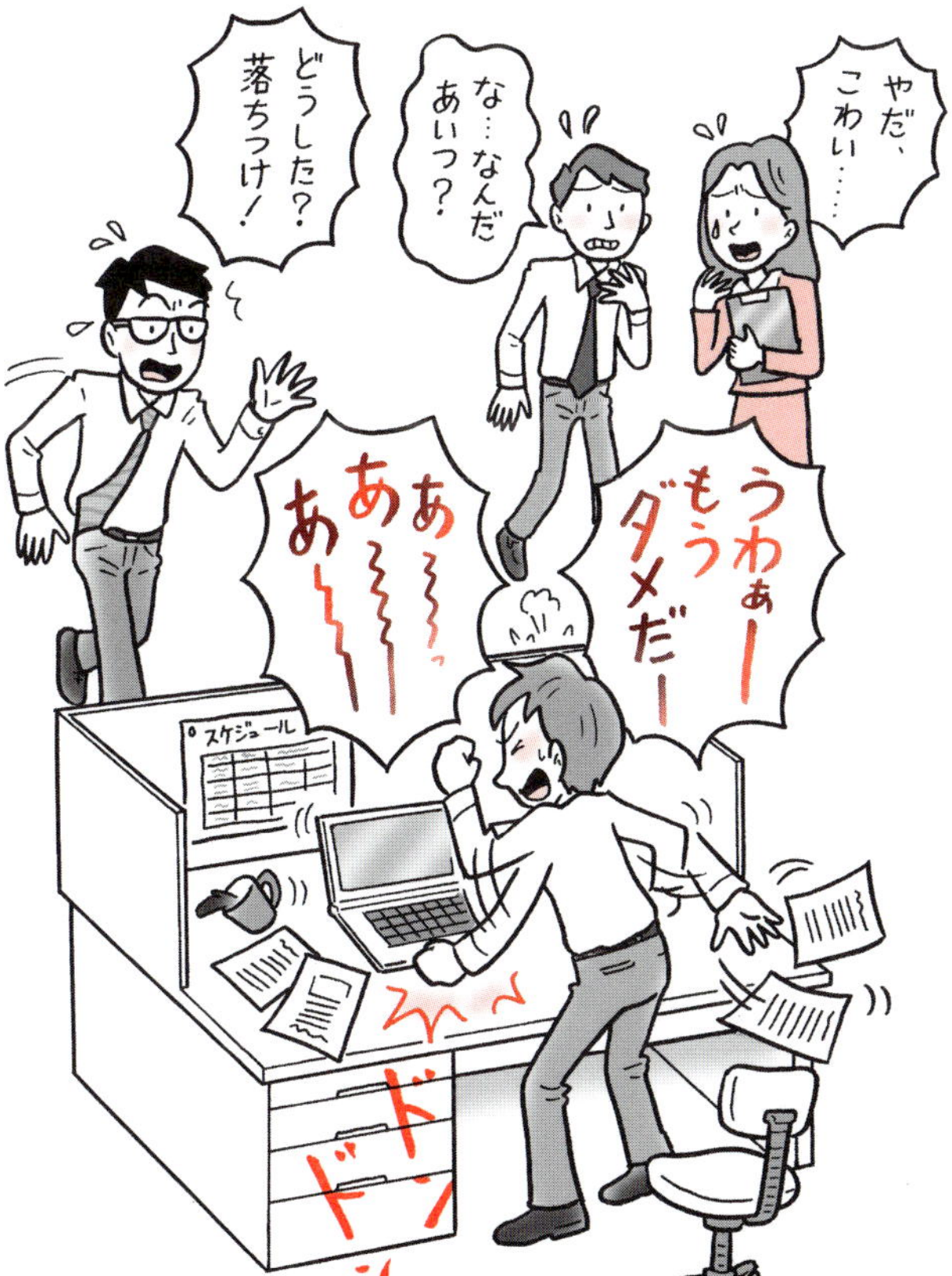
やだ、こわい……
な…なんだ あいつ?
どうした? 落ちつけ!
うわぁー もうダメだー
スケジュール
ドン ドン

お母さんへのワンポイント

日本では現在、特例子会社や都道府県など自治体が指定した障害者就労支援企業が増えています。身近にどんな会社があるかを調べてみましょう。

就労支援機関を活用しよう

障害者の雇用促進に関する法律も整備され、特性があるというだけで就労できないということはありません。就労支援機関を積極的に利用して情報を収集しましょう。

特性がある人が利用できる就労支援機関とは

平成28年4月に「障害者雇用促進法」が改正され、特性のある人はこれまで以上に働きやすい環境整備が進んでいます。しかし、個人だけで就職先を探すのはなかなか大変です。そこで特性のある人やその保護者が相談できる、公的な就労支援機関を積極的に利用しましょう。

たとえば、発達障害者支援センターでは、発達障害者やその保護者の相談を聞きながら、どんな仕事に向いているか、働くうえでの問題点はなにかなど、具体的なアドバイス

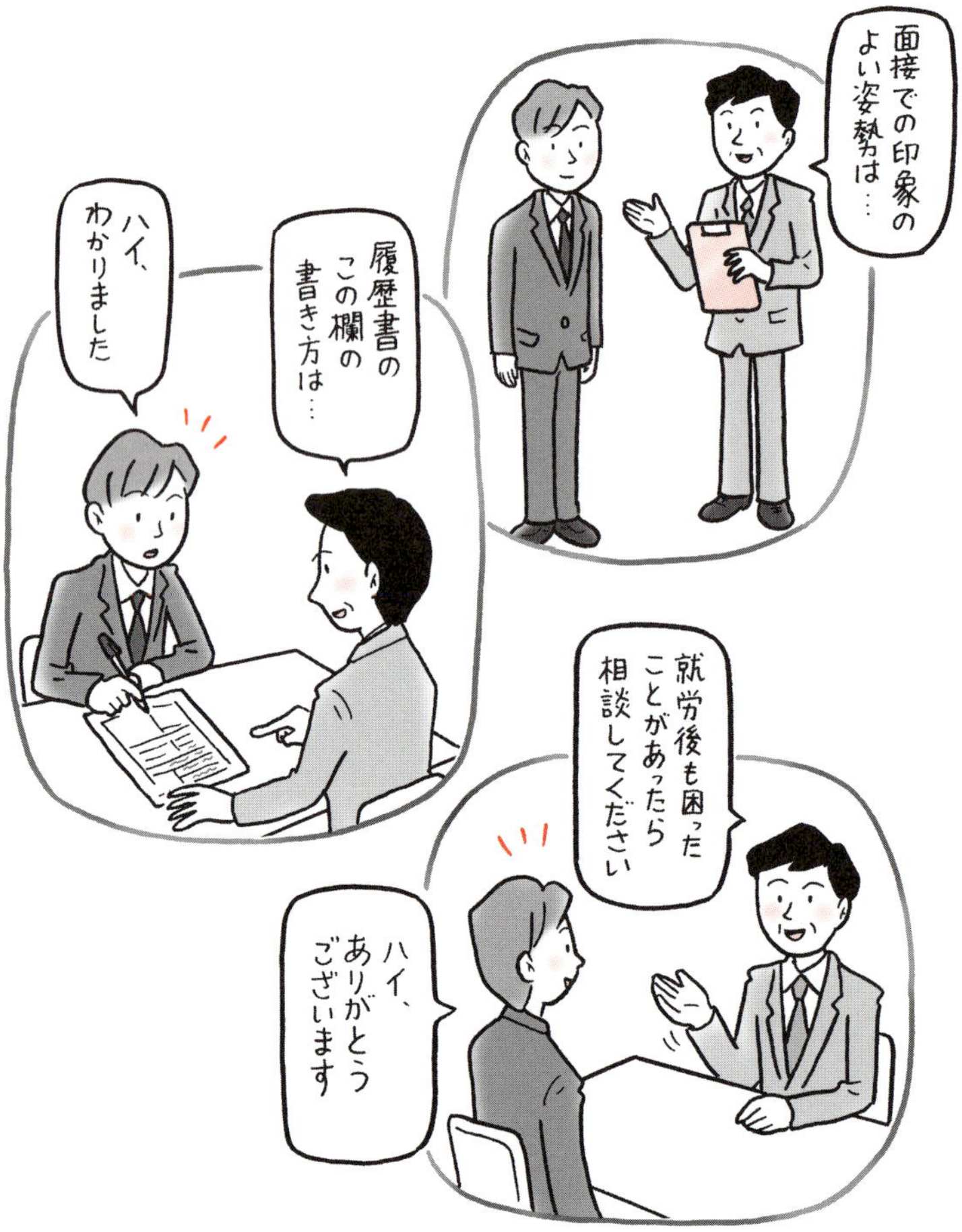
面接での印象のよい姿勢は…
履歴書のこの欄の書き方は…
ハイ、わかりました
就労後も困ったことがあったら相談してください
ハイ、ありがとうございます

をしてくれます。また、ハローワークなど、ほかの就労支援機関などと連携して、本人の特性や適性に合った仕事を紹介してくれます。

民間の支援機関とは

近年では、民間の就労支援機関も増えています。そのなかには、発達障害に特化した企業もあり、それぞれの特性に沿った就労支援を行っています。その一例として、「デイケア」などと呼ばれる就労に備えたトレーニングやカウンセリングがあります。支援する期間は企業によって違いますが、専門家による就労実習や面接実習、履歴書添削など、就労に備えた実践的なプログラムで、就労までの支援も増えています。

なかには、就労後も引き続きさまざまな支援を行う会社もあります。就労に関してわからないことや不安などがある場合は、一度相談してみるのも方法です。

発達障害の人が利用できる主な就労支援機関

地域の発達障害者支援センター

発達障害者全般の相談に対応

発達障害者の生活全般を支援する機関。就労専門ではないが、ハローワークなどほかの就労支援機関と連携して就労を支援する。

障害者職業センター

就労相談に対応、ジョブコーチの派遣

知的障害や精神障害、発達障害のある人の就労支援機関。職業能力評価や作業訓練、対人訓練を行うとともに、人材募集中の企業の紹介もするなど、障害者と企業の双方を支援する。

地域若者サポートステーション

若者の就労相談に対応、ひきこもりなどの相談

不登校、ひきこもりなどを含めた無業状態の若者を対象とした就労を支援する。

ハローワーク

求人情報の提供、障害者の相談にも対応

おもに一般者の就労支援をするが、障害者に対しては「専門援助」で相談を受ける。

民間の就労支援会社

高校生・専門学校・大学生・社会人に対応

発達障害に特化した就労トレーニングや支援を行っているところもある。

お母さんへのワンポイント

子どもの就労に関する悩みや疑問は一人で抱え込まず、就労に関する支援機関を積極的に利用しましょう。

就労先に支援者を派遣してもらおう

特性を告知したうえで就労が決まった場合は、就労先に「支援者」を派遣してもらうなどの就労支援が必要な場合があります。

支援者によるサポートが自信につながる場合も

就労先が決まったとしても、職場に慣れていったり、仕事を覚えることがスムーズにいかないこともあります。このような場合、勤務先に「支援者」を派遣してもらうことができます。

支援者とは仕事上のコーチ（ジョブコーチ）のことで、障害者が企業で働けるように、企業と障害者の両方をサポートする専門職です。

職場で支援者に就労支援してもらうことに、抵抗を覚える人もいるようです。しかし、特性のためにトラブルが起きたり、仕事でミスを繰り返していては、勤務先はもちろん本人にとっても大きなダメージとなってしまいます。

実際に、特性があることで何度も面接に失敗してきた人が、支援者に同席してもらったことでスムーズに面接を受けることができ、採用されたケースもあります。

支援者は、本人の勤務先に対して、障害についての理解を求めたり、対応方法や仕事の指導方法、コミュニケーションのとり方などを提案します。また、本人と相談して、デスクの配置や仕事の進め方など職場環境を整えられるように、勤務先と話し合うなど、さまざまな調整や橋渡しをしてくれます。

お母さんへのワンポイント

支援を求めることは恥ずかしいことではありません。むしろ子どもが職場や仕事で自信をつけるうえで、強力なサポーターとなってくれます。

困ったときは支援者に相談

仕事上で困ったことが起きた場合

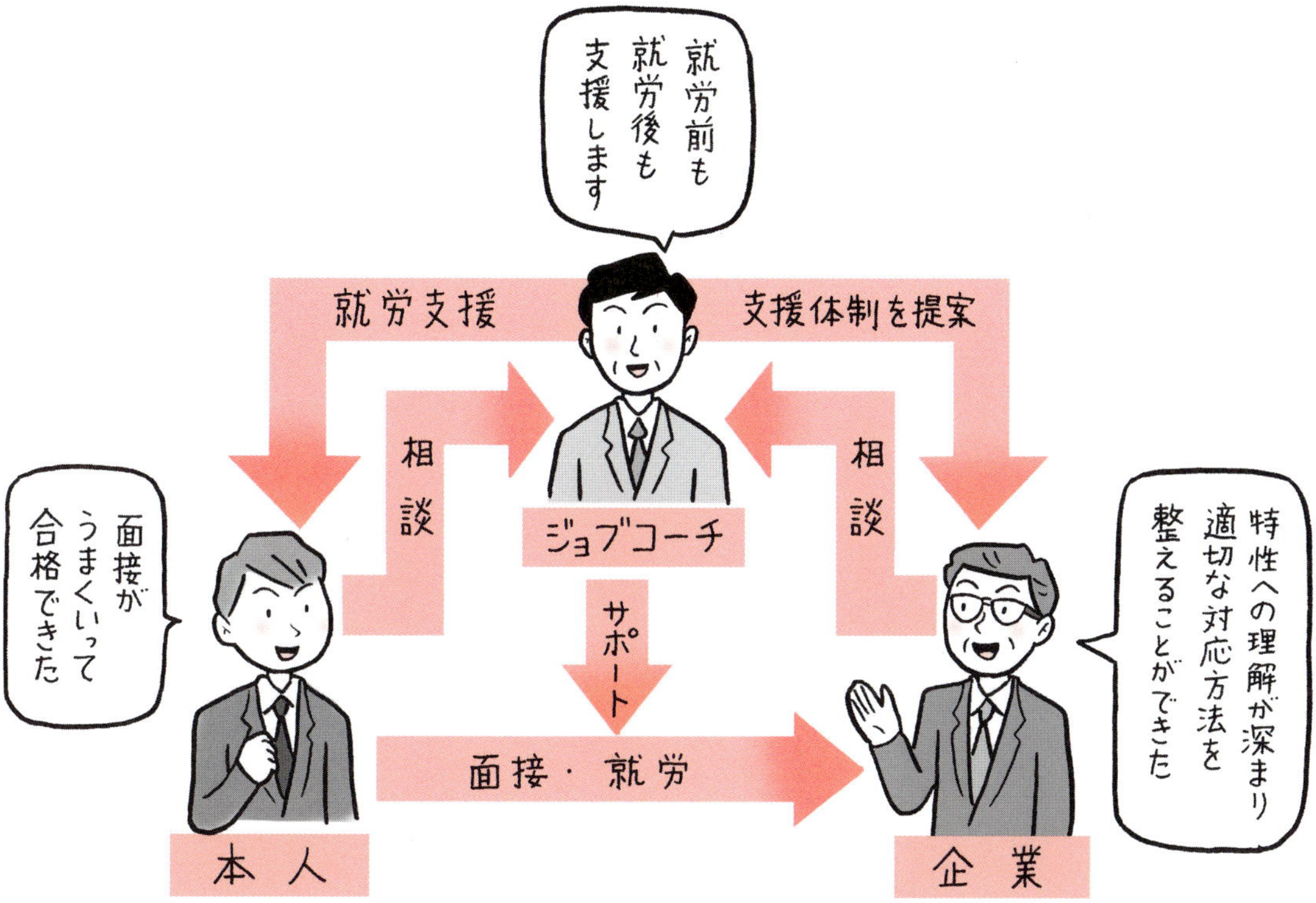

は、支援者に相談するといいでしょう。地域の障害者職業センターや福祉事務所、ハローワークなどで、派遣を依頼することができます。まずは、前ページ（P88～89）の相談機関に問い合わせてみましょう。

支援者がつく期間は通常2～4カ月ですが、本人や職場の希望によってはその限りではありません。就労後も定期的に相談に乗ってくれたり、経過を見てもらえる場合もあります。

ジョブコーチとは

就労に関する支援を行う人を「ジョブコーチ」と呼んでいます。ジョブコーチは国家資格ではありませんが、障害者などの職場定着の支援を行います。現在、統一的な基準はなく、所属する機関によっても活動内容は異なります。具体的な支援内容については、各相談機関に問い合わせてみましょう。基本的に無料で依頼することができます。また、専門のジョブコーチでなくても、勤務先の同僚社員がコーチ役を務めることで成功している会社もあります。

解説

「発達障害者支援法」と「障害者雇用促進法」

どんぐり発達クリニック
宮尾益知

「発達障害者支援法」の施行により認知が広がった

発達障害という概念が一般社会で認知されるようになってから、実はまだ10年ほどしかたっていません。そのきっかけとなったのは、2005年に施行された「発達障害者支援法」です。この法律により、はじめて発達障害者は支援すべき対象とされたのです。

それまで発達障害者の支援は、知的障害者の施策の一部に過ぎませんでした。ASDやADHD、LDなど、知的障害をともなわない発達障害は支援の対象外で、支援を受けられるかは知的障害の有無で判断されていたのです。

しかし、2002年に文部科学省が調査したデータから、知能発達に遅れはなくても、日常の学習や行動において特別な配慮を要する、「発達障害などの」児童が6・3%いることが明らかになりました。

この結果を受けて「発達障害者支援法」が公布され、医療機関や教育機関など社会への周知が図られました。発達障害の早期発見・早期療養、学校生活の支援、就労の支援、発達障害者支援センターの設置などを定めることで、発達障害者の自立や社会参加がしやすいようにサポートすることが目的とされています。

発達障害者支援法改正で社会の変化に期待

特性がある子どもたちが、より

よい学校生活を送り、将来自分に合った仕事に就いて、自立や自活を目指すうえで、まだ社会のしくみや世間の理解が万全なものとはいえません。

　そうした中、日本があらゆる障害者への差別を禁止し、尊厳を守るための取り組みを促す国際条約「障害者権利条約」を批准（最終的な同意の手続き）し、障害者支援の機運が高まったことで、２０１６年に発達障害者支援法の改正が行われました。その大きなポイントは、「発達障害者への支援は社会的障壁を除去すること」という基本理念が追加されたことです。これは「発達障害者の支援は保護者だけでなく、社会の責任でやりましょう」と定義されたことを意味します。発達障害者がうまく適応できないのは、まわりの工夫や配慮が足りないからで、それを社会の責任として解決していこうと法律に明記されたことで、今後社会のさらなる変化が期待されます。

「障害者雇用促進法」で障害者雇用と能力発揮を促す

　障害者の雇用の促進等に関する法律（略称は障害者雇用促進法）は、１９６０年に制定された法律で、障害者の雇用と在宅就労の促進について定めたものです。一定の規模を超える企業や国・地方公共団体などに対して、法律が定める法定雇用率を上回る障害者を雇用しなければならないとしています。

　施行当初は、身体障害者の雇用を事業主の義務とするものでしたが、その後知的障害者も適用対象となり、２００６年には精神障害者（精神障害者保健福祉手帳所持者）も対象として義務づけることになりました。

　それ以降も、障害者雇用をとりまく実態に合わせた改正が行われてきましたが、地域の身近な雇用の場である中小企業での障害者雇用がなかなか進まないことや、障害者の短時間労働への対応、差別への対応などが十分にできていませんでした。

　そうした背景から、２０１６年に新たな障害者雇用促進法が施行されました。

　まず、障害者雇用を義務づける法定雇用率では、民間企業が２・０％、国や地方公共団体が２・３％、都道府県等の教育委員会は２・２％と定められました。つまり、常勤の従業員が50人以上の会社において1人は障害者を雇用すること、従業員数が1000人いる会社なら20人は雇用しなければならないということです。これにより、障害のある人に対する門戸がさらに広がったといえます。

また、障害者への差別の禁止や、障害者にも能力を発揮できる機会や環境を与えることも盛り込まれています。もし、そうした配慮がなされていないと障害のある従業員から苦情が出た場合には、それを解決するよう努力しなければならないことも明記されています。

障害者雇用促進法で発達障害者の雇用が変わる

実は、障害者雇用促進法における法定雇用率を計算するうえで、その対象に精神障害者が追加されたことは大きな意味を持ちます。それまでは、従業員に占める身体障害者と知的障害者だけで、法定雇用率が計算されていたのです。しかし今回、療育手帳もしくは精神障害者保健福祉手帳の所有者にも範囲が拡大しました。それにより、特性がある人も雇用の対象となり、就労支援がスムーズになってきています。とはいえ、手帳を所有していない人もたくさんいます。特性があるという自覚がない場合や、自覚はあるけれど診断を受けていない、手帳を持つには抵抗があるというケースです。

特性の有無にかかわらず相談してみることも……

しかし、手帳がなければ支援が受けられないというわけではありません。厚生労働省では、「法定雇用率制度の対象者に加えて、難病のある人、高次脳機能障害者（おもに脳の損傷が原因の障害者）、発達障害者なども対象者となる」としています。したがって、特性がある人は手帳の有無にかかわらず、地域障害者職業センターやハローワーク、障害者就業・生活支援センターなどが、医療や保健福祉などの関係機関と連携して、職業指導や職業訓練、紹介などの支援やサービスを行ってくれます。

こうした法整備が進んだことで、企業にとってもさまざまな助成金が利用できるようになってきており、今後、特性がある人の雇用もますます進んでいくことが予想されます。

第7章

二次障害と薬物治療

特性があると、発達障害の症状とは別の二次障害（合併症）を引き起こすケースが多いことが知られています。子どもにつらい思いをさせないためにも、それを未然に防ぐことが大切です。とくにＡＤＨＤの場合は、薬が効果的だといわれています。薬物治療を正しく理解して、二次障害のリスクを低減させましょう。

発達障害の「二次障害」とは？

特性に対して周りからの理解がないと、子どもは叱責や無視などを受け続け、それが引き金となって二次障害を引き起こす場合があります。

自信や自己肯定感が育たない状況が問題

特性がある子どもは、小さいころから繰り返し「ダメよ」と叱られたり、周りの子どもから「変な子」と白い目で見られたり、イジメや無視されるなどの扱いを受けてきていることが多いものです。

また、思春期を迎えるころになると、授業についていけなくなったり、スポーツが苦手だったりして、成功体験を積み重ねることができず、自信を失い、自己肯定感（自分の価値や存在意義を肯定できる感情）が低くなってしまいがちです。

こうしたことが引き金となって起こる、情緒不安定、反抗的な態度や行動、不適応、うつなどの状態を「二次障害」といいます。

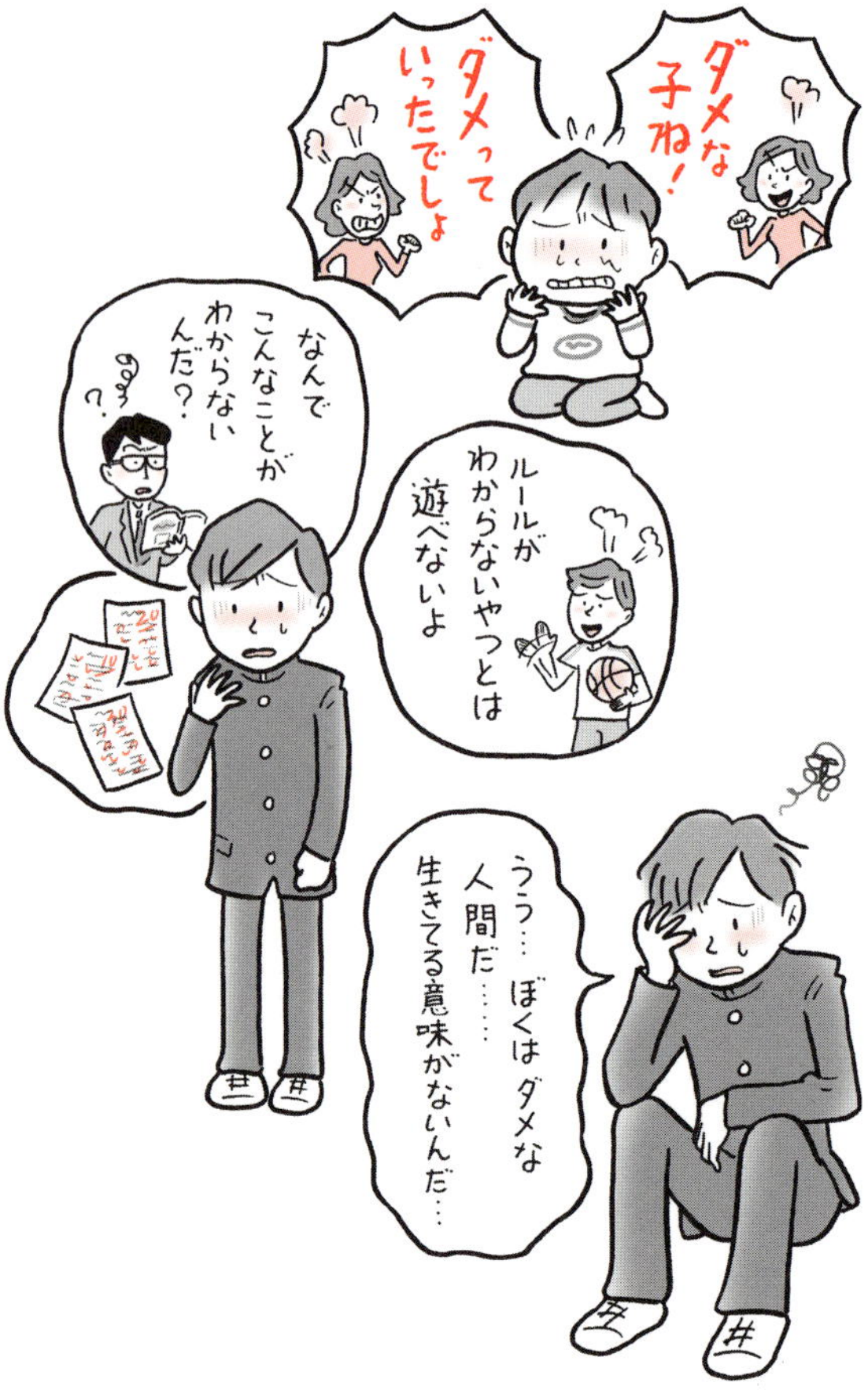

ダメな子ね！
ダメっていったでしょ
なんでこんなことがわからないんだ？
ルールがわからないやつとは遊べないよ
うう… ぼくはダメな人間だ…… 生きてる意味がないんだ…

二次障害を招かないためには、まず身近にいる親や先生などによる適切な支援が欠かせません。子どもの様子がいつもと違うと感じたら、子

起こりやすい二次障害と症状

不登校や引きこもり

学校での集団行動になじめなかったり、あるいはイジメられたりして友だちとの関係がうまくいかず、学校が楽しくなくなってしまう。また、授業についていけないなど学習面で遅れが出はじめたり、授業態度などで先生から叱られることが増えると、学校が居心地のいい場所ではなくなって、不登校になったり、家に引きこもるケースが出てきたりします。

うつ病

親や学校の先生から叱られ続け、自分でもうまくいかないことが続いて自信を失ってしまう。また、特性のために友だちと良好な関係を築くのがむずかしい、学習面でつまずくなどを経験することで自己肯定感が低くなり、何ごとにも意欲を失ってしまう状態が、うつ病の引き金になります。

反抗挑戦性障害

自分をもっと見てほしい、認めてほしいという欲求や、小さいころから繰り返し叱られてきたうっぷんなどが心の傷となり、親や先生に怒りをぶつけたり、反抗的な態度をとってしまう。学童期に入ると現われ始め、小学校高学年から中学生にかけての思春期に目立つ障害です。

強迫性障害

こだわりの強さが強迫観念となり、極端な行動を繰り返してしまう障害です。

その他の二次障害

そのほかにも、摂食障害、睡眠障害、頭痛、腹痛などが起こるケースもあります。

行為（素行）障害

社会的なルールに反して、他人の生命、財産、権利を侵害するのが習慣になってしまった状態。うそをつく、盗みを働く、ものを壊す、みさかいなくケンカをする、動物や人を傷つける、性的暴力をふるうなどの問題行動を繰り返すのが特徴です。反抗挑戦性障害が見られる子どものうち、20〜30パーセントの割合で青年期から成人期にかけて発展するといわれています。

統合失調症

他人にはわかってもらえないというストレスや不安が引き金となって、幻覚や幻聴などがあらわれ、問題行動を起こしてしまいます。

どもの話にじっくりと耳を傾けてあげることが大切です。それによって子どもの気持ちを理解し、寄り添ってあげることが、二次障害の防止につながる場合が多いのです。

また、家族よりも専門の支援者や医師の方が相談しやすい場合もあります。そこで日ごろから、子どもの状態を把握している支援者や医師などと連携しておくことも重要になってきます。

お母さんへのワンポイント

特性がある子どもは、自分の気持ちを表現することがうまくありません。身近にいる家族や保護者が、子どもの小さな変化に気づいてあげましょう。

ADHDと二次障害

ADHDの特性がある子どもは、二次障害を引き起こすリスクが高くなる傾向があります。その原因や関連性について把握しておきましょう。

ADHDの子どもがかかりやすい二次障害

ADHDには、不注意、多動性、衝動性という特性があり、ものをなくす、忘れ物が多い、時間が守れない、じっとしていられない、集中できない、抑制がきかない……など、さまざまな問題行動を起こしがちです。そのため、小さいころから、「ジッとしていなさい」「どうしてできないの?」「何度いえばわかるの?」「いい加減にしなさい」などと繰り返し叱られてきている場合があります。特性に対する周囲からの理解がないと、このような叱責や無視などを受け続けてしまい、無力感に襲われたり、自己肯定感や自尊感情が持てずに、よりよい自画像を描くことができなくなります。

その結果、思春期を迎えるころになると、周囲に対して反抗的な態度をとるようになることがあります。それが病的に激しくなると、「反抗挑戦性障害」と診断されます。さらに、うそをつく、ものを盗む、他人に暴力をふるう、公共物を壊すなど、社会的ルールに反する「行為(素行)障害」を引き起こす場合もあります。

逆に、自信のなさや自己肯定感の低さから、抑うつ状態や不適応に陥るケースもあります。もし、食欲不振、朝起きられない、夜なかなか寝つけない、それまで好きだったことに興味を示さなくなった……、などの変化が見られる場合は要注意です。身近にいる家族や大人がしかるべき

お母さんへのワンポイント

ADHDの特性がある子どもは、日常生活のさまざまな場面で小さな失敗を繰り返してしまいがち。だからこそ、叱るより「ほめる」ことが子どもの心に深く響きます。

対応をとらずにいると、うつ病を発症することがあります。抑うつ状態になると、自分の力だけではどうすることもできず、症状を悪化させてしまうことも少なくありません。

子どもへの対応を変えてみよう

二次障害を引き起こさないようにするには、まず子どもへの対応のしかたを見直してみましょう。ADHDの特性がある子どもは、周りが適切な対応をすることによって、特性が落ち着いてくる場合が少なくありません。

たとえば、不注意な子どもに対しては、こまめに声をかけたり、集中しやすい環境をつくってあげたりすると、しだいに授業ですわっていることができたり、先生の話が聞けるようになってくることが多いようです。子どもの特性や傾向に合わせて、対応のしかたを工夫しながら、せかさずに子どもの成長を促してあげると、できることが少しずつ増えていく場合があります。

また、特性のために苦手なことやできないことを厳しく叱ったり、強く否定的な言葉をかけたりするなど、不適切なかかわり方はあらためましょう。そしてほんの些細なことでもできたことに対してほめてあげるように心がけると、思わぬ治療効果が期待できます。

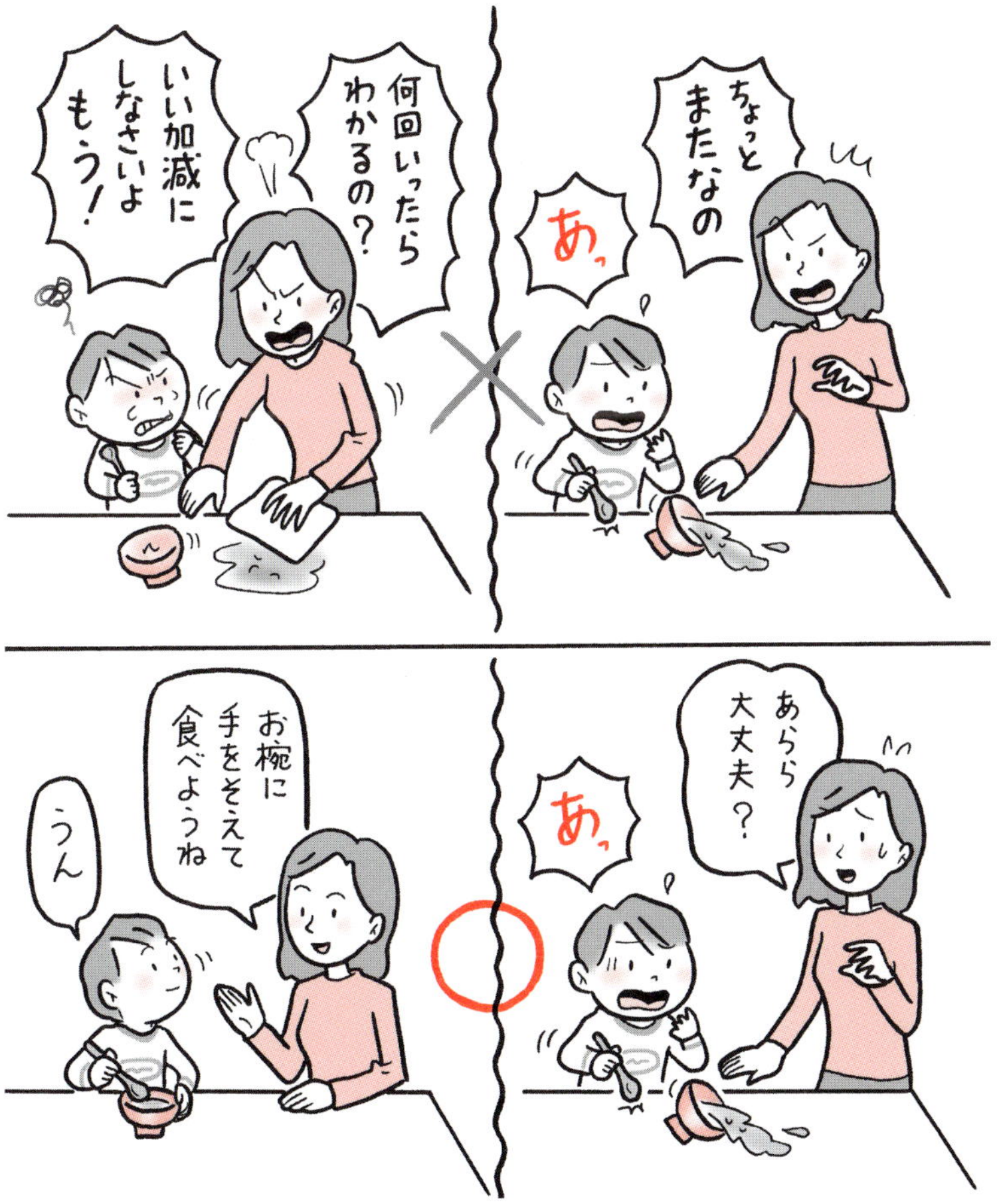
ちょっと
またなの
あっ
何回いったら
わかるの?
いい加減に
しなさいよ
もう!
あらら
大丈夫?
あっ
お椀に
手をそえて
食べようね
うん

ADHDに効果がある心理療法と薬物治療

ＡＤＨＤの対応策として、心理療法と薬物治療があります。それぞれの特徴や効果を把握しておきましょう。

心理療法で社会性を身につけるトレーニングから

発達障害の対応策の一つに、心理療法（心理カウンセリング）があります。これは、学校のスクールカウンセラーや保健所（保健センター）、精神保健福祉センター、医療機関などにいる専門家が行うものです。

ＡＤＨＤの子どもに対する心理療法は、年齢やどのようなアプローチを選ぶかによっても異なります。基本的なものとしては、集団指導によって社会性を身につけるソーシャルスキルトレーニングが行われます。社会性が身につくことで、子どもが苦手に感じていたことの改善につながります。

たとえば、ＡＤＨＤの特性である多動性や衝動性をコントロールするうえで有効なのが、「行動療法」です。どんな行動が問題なのかを分析したうえで、好ましい行動をしたらほめたり、ごほうびをあげるなどして成果を見せ、好ましい行動への動機づけをするものです。

「認知療法」は、不注意の特性のために学習や社会生活の困難が多い場合によく用いられる方法です。毎日

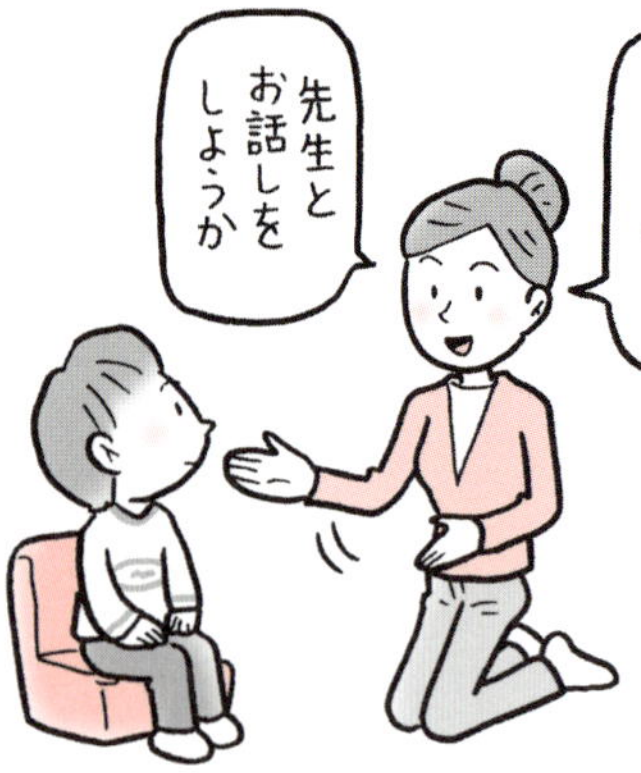
ここに座って
先生とお話しをしようか

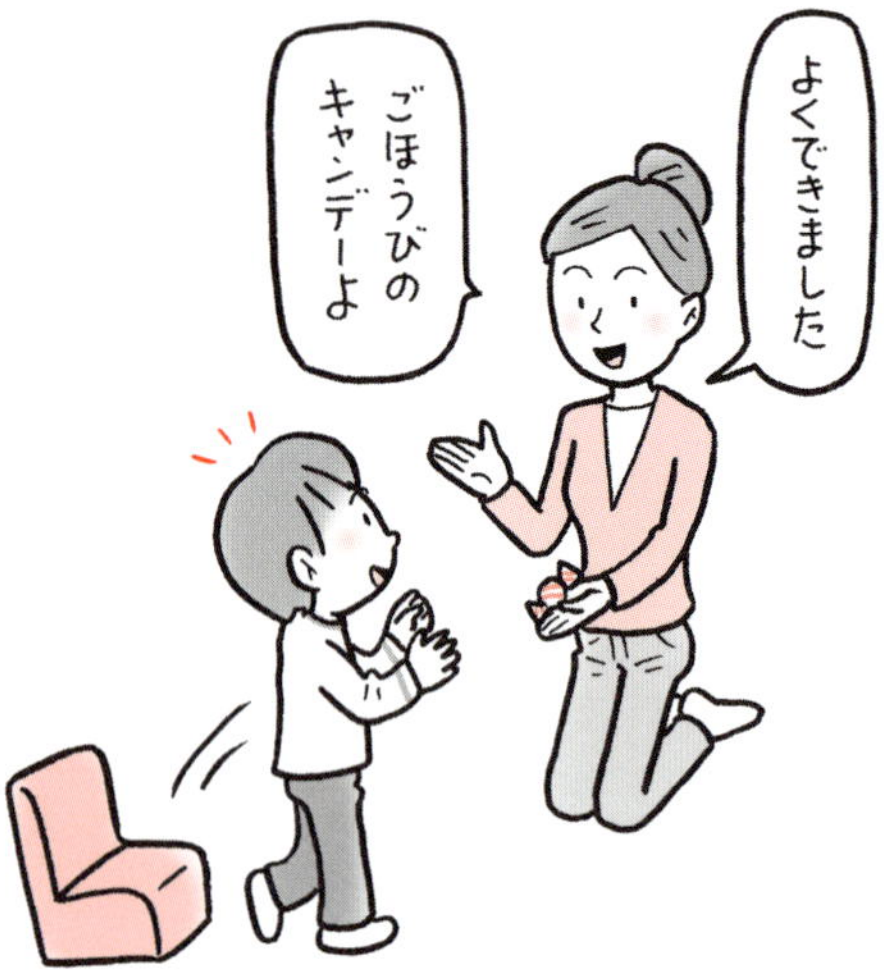
よくできました
ごほうびのキャンデーよ

の主な行動をいくつかに分けてノートに書き、それを読んで口に出させて実行させます。それを繰り返すことで、やがてノートを見なくても、口に出していわなくても、実行できるように指導するものです。

もし、子どもが抑うつ状態に陥ってしまったときは、「指導療法」が行われる場合があります。これは、さまざまな失敗体験や、友だちや先生などに受け入れてもらえないための自己評価や自己肯定感の低さを、自己暗示を利用して向上させていくものです。

このような専門家による心理療法は、二次障害を起こしやすいADHDの子どもにとって、有効なものといえるでしょう。

お母さんへのワンポイント

ADHDの特性がある子どもは、日常生活のさまざまな場面で小さな失敗を繰り返してしまいがち。だからこそ、叱るより「ほめる」ことが子どもの心に深く響きます。

ADHDは薬物治療の効果が期待できる発達障害

特性のためになかなか問題行動が収まらず、周囲にも迷惑をかけている、あるいは二次障害のおそれがあるというような場合には、薬による治療を検討するといいかもしれません。

ADHDの不注意や多動性、衝動性に薬が効果を発揮することは、以前から知られていました。ただ、安易に薬を使用することに抵抗を感じ、薬を飲み続けることを心配するあまり、服用を拒否する保護者も少なからずいました。

しかし、最近ではADHDへの理解が進み、薬の効果が科学的に裏づけられたこともあり、抵抗感もかなり減ってきています。薬の服用だけで問題がすべて解決するわけではありませんが、60～70パーセントの子どもに効果があったという研究報告もあります。薬である程度特性を抑えながら、本人が改善の努力をしたり、周囲の大人がサポートしてあげることで成果が期待できます。

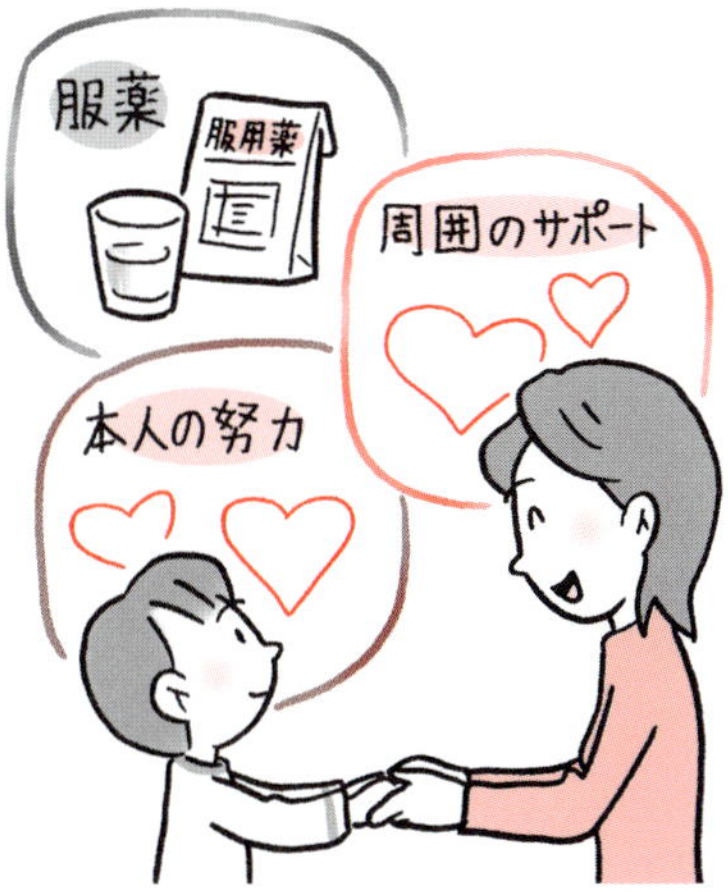

ＡＤＨＤに効果がある2種類の薬

ＡＤＨＤに対する効果が認められた薬が2つあります。どちらもＡＤＨＤの代表的な特性を軽減させる作用があり、医療現場で用いられています。

薬で脳内物質のバランスを調整する

ＡＤＨＤの基本症状を改善する薬として、日本では2種類の薬に保険適用が認められています。コンサータとストラテラです。

コンサータは、脳内のドーパミンの量を増やす中枢神経刺激薬です。ＡＤＨＤ特有の不注意、多動性、衝動性を抑える作用があります。以前は、リタリンという同じ成分の薬が使われていましたが、依存性が高いため、現在ではＡＤＨＤへの処方は打ち切られています。

コンサータは、ゆっくり効果を発揮する加工が施されていて、薬の血中濃度が急激に上がらないようになっています。したがって、リタリンよりも依存性が低く、長時間効果が持続するメリットがあります。

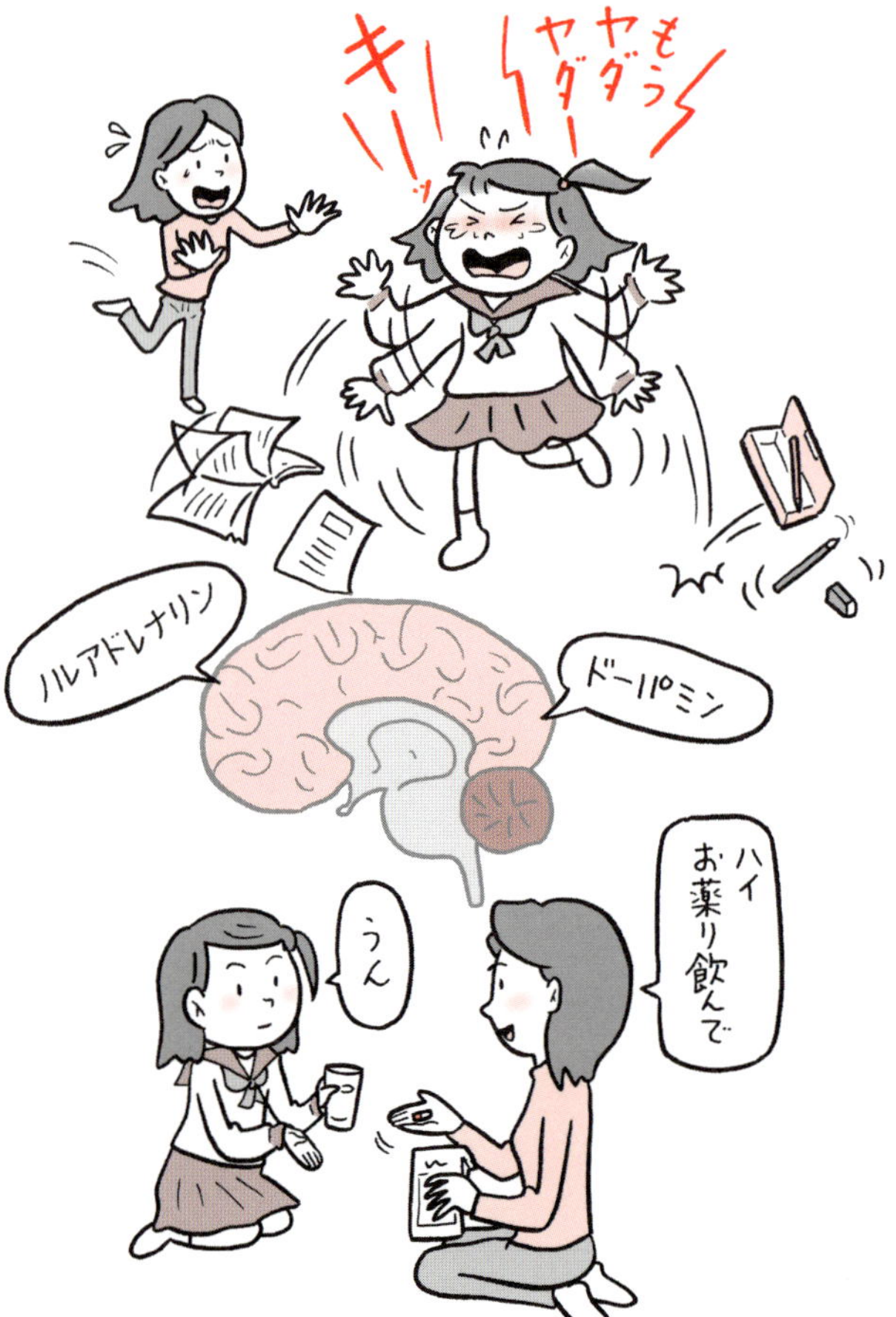

一方のストラテラは、おもに脳内の神経伝達物質の一つであるノルアドレナリンに働きかける薬です。ノ

コンサータとストラテラの特徴

	コンサータ（メチルフェニデート塩酸塩徐放剤）	ストラテラ（アトモキセチン塩酸塩）
効能	６歳以上の子どもから大人まで使用される。中枢神経系に作用して、おもに脳内物質のドーパミンやノルアドレナリンのバランスを調整。不注意、多動性、衝動性を軽減させる効果がある。	６歳以上の子どもから大人まで使用される。神経細胞から放出された脳内物質のノルアドレナリンが、再び神経細胞に取り込まれるのを阻害し、ドーパミンやノルアドレナリンのバランスを調整する。不注意、多動性、衝動性を軽減させる効果がある。
服用法	作用が12時間持続するので、基本的に１日１回朝服用する。医師が定期的に効果を確認しながら、服用する分量を調整する。服用から２週間程度で効果が感じられる場合が多い。	カプセルや内服液として処方される。１日２回に分けて服用することが多い。分量は医師が状態を見ながら調整する。服用してから効果が感じられるまで、４～８週間程度かかることが多い。
副作用や注意点	食欲不振や睡眠障害などが起こる場合がある。また、分量が多すぎるとさまざまな症状が出ることもあり、こまめに医師に状態を報告しながら、分量を調整してもらうように注意する。チックやトゥレット症候群の子どもには使わない方がいい。	腹痛や食欲不振、眠気などが起こることがあるが、一過性のこともあるので、状態に合わせて対応する。効果が感じられるまでに時間がかかるので、緊急性を要したり、衝動性が強い人に対しては、コンサータを優先して服用する場合が多い。

ルアドレナリンを増加させて集中力を高め、段取りや時間概念を改善させる効果があります。コンサータに比べて効き目は穏やかで、効果があらわれるまでに1カ月程度かかるとされています。

どちらの薬も、以前は18歳未満しか使えませんでしたが、２０１３年から成人への処方も承認されています。どちらがどう効くかは個人差もあるので、医師と相談しながら治療を進めるといいでしょう。

お母さんへのワンポイント

女の子の方が、薬物治療の効果が出やすいようです。薬の服用で急激な変化や不安を感じたら、すぐに医師に相談しましょう。

発達障害の治療に効果のある サプリメントがある

一般的な家庭でも摂取されている身近なサプリメントのなかにも、発達障害の治療に大きな効果を示すサプリメントがいくつかあります。

発達障害の治療とサプリメント

薬物療法は、臨床現場にて使われるようになるためには、

・効果が明らかであること（75%以上の有効率）

・重篤な副作用がなく、有効性が明らかに副作用を上回っている場合

の2点が確認できた場合に、各国ごとの基準により承認されます。また、市販後の調査も義務づけられています。

そのため、医療現場においては、エビデンスが明らかでないサプリメントを使用することには抵抗がありました。特に、我が国で許可されていたサプリメントは、ビタミンB6欠乏症などに対しての使用など、あくまで必要量としての基準で設定されており、量を多く使う治療的使い方については、明らかな診断が得られなければ許可されていませんでした。

一方、欧米諸国においては、有効性の報告があったり、欠乏が想定される場合には、積極的にサプリメントの投与を行い、予防的治療を行うことが推奨されています。

とくに、発達障害においては、症状を緩和する薬物しかなく、治癒させる薬物があるわけではありません。そのため、海外にて有効であることが報告されているサプリメントについて文献を渉猟《しょうりょう》し、量を同定して、どんぐり発達クリニックではサプリメントも積極的に治療に加えています。

①自閉症の子は、腸内環境が悪い

我々は以前より、自閉症の子どもたちが視線の合わない時期から、マグネシウムとビタミンB6、乳酸菌製剤を用いており、有効な結果が得られてきました。また、ビタミンや

ミネラル、アミノ酸の投与で改善することも多いです。

発達障害（自閉症、ＡＤＨＤ等）を有する子どもたちは、健全な子どもたちに比べ、腸内環境が悪く、善玉のバクテリアが少なく、悪玉のバクテリアとイーストの多い子どもがいるといわれています。腸の表面には、網タイツのように神経が張り巡らされており、消化器の状態をモニターする役割を担っています。生物学においては、この神経網が発達進化して、中枢神経が形成されたと考えられています。

このことから「腸は第二の脳」と言われるようになりました。腸内細菌は、神経伝達物質のセロトニンを合成するトリプトファンを、ビタミンB6を媒介として脳へ送り込みます。乳幼児期で、乳酸菌を投与し、腸内環境を改善すると、学童期における神経精神障害の発症のリスクを減らすことが研究で明らかにされています。また、自閉症では、慢性的な下痢や便秘を経験する可能性は、健常児より３・５倍以上高いことがわかっています。自閉症児の腸内細菌の種類は極めて乏しく、腸が病原体による攻撃の影響を受けやすくなっている可能性が明らかとなりました。

②ＡＤＨＤには、まず鉄の補給を

鉄は、フェリチン（蛋白質の一種）と結合し、鉄貯蔵の役割を担っています。鉄が欠乏すると、血清フェリチン値は減少しますが、鉄を補給すると増加することもわかっています。

この血清フェリチン値が低い子どもの場合、中枢神経系の発達に影響を及ぼすことが知られています。ＡＤＨＤの重症度が、血清フェチリン値と相関するのです。

ＡＤＨＤの原因の一つは、ドーパミンの機能不全です。鉄はドーパミンの補酵素であり、鉄欠乏がドーパミンの依存性作用に影響するといえます。

鉄欠乏は、認識機能障害や学習障害、精神運動の不安定性に影響を及ぼす原因としても考えられてきています。「鉄の補給」が、ＡＤＨＤ児の第一治療選択肢となり得るということが考えられます。

加えて、ＡＤＨＤにはオメガ３とフォスファチジルセリンの有効性も見られます。

●サプリメント、発達障害について、どんぐり発達クリニック、オーク発達アカデミー のＨＰを参照してください。

■**どんぐり発達クリニック**
http://www.donguri-clinic.com/

■**オーク発達アカデミー**
http://oak-dev-academy.jp/

COLUMN

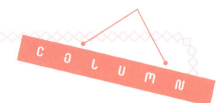

特性のある女の子と二次障害

ＡＤＨＤの特性のある女の子の場合、小学校に入るまでは特性があまり目立たないことがよくあります。周囲からは「素直な子」「明るい子」と思われて、小学校入学後も得意な科目では成績がよく、いわゆる優等生タイプの子どもも少なくありません。

ところが、思春期にさしかかるころになると、事情が少し変わってきます。女の子はこの年頃になると、同性だけの仲良しグループをつくり、一緒に行動することが多くなります。そして女の子特有のグループ内だけに通じる「ガールズトーク」が、さかんに行われるようになります。「ガールズトーク」は、家族同士の会話とは異なり、さまざまな話題が目まぐるしく変わります。

そうしたことに特性がある女の子は違和感を覚え、ほかの子との違いを認識し始めることが多いようです。また、グループにうまくなじめなかったり、会話についていけなくなったり、余計なひと言をいって「変な子」「空気の読めない子」と敬遠されたりして、孤立感や劣等感を抱いてしまうこともあります。

思春期に起きるそうしたつまずきがトラウマとなったり、あるいは周囲からいじめにあうなどして、不登校や引きこもりになってしまう場合があります。なかにはうつ病を発症して、長く苦しんでいる人もいます。

女の子の場合、そうした悩みや苦しみが周囲からはわかりにくいことも多いものです。知らぬ間に二次障害を起こしていたということを避けるためにも、日ごろからの声かけや小さな変化を見逃さないように心がけておくことが大切です。

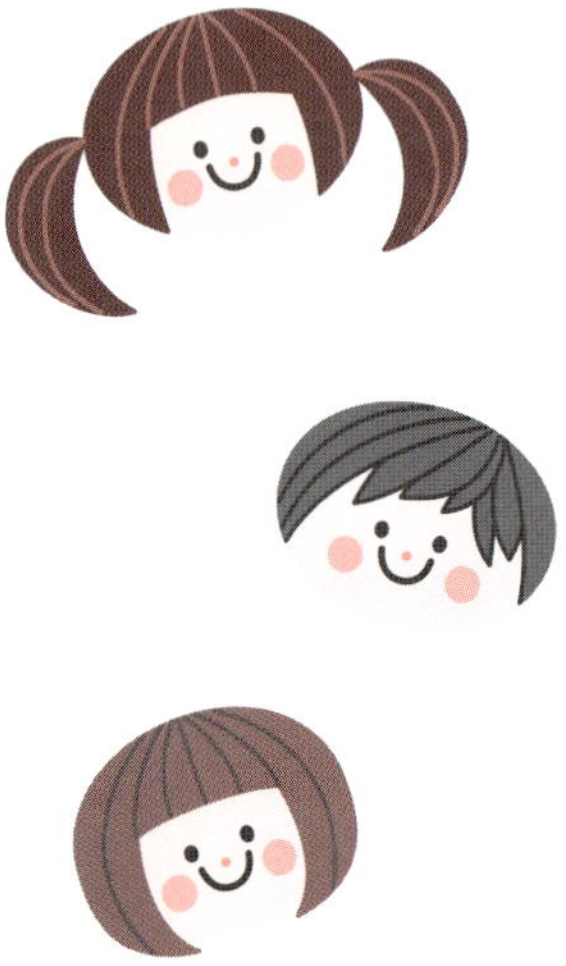

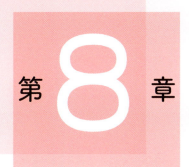

第8章

Q&Aで納得
こんなときどうする？

監修：宮尾益知

特性のある子どもが、将来、自立・自活できるように成長していくには、家族、とりわけお母さんの関わり方が重要となってきます。とはいえ、毎日のことで不安になったり、イライラしたり、どうしていいかわからず落ち込んでしまうこともあるでしょう。そこで特性がある子どもの子育て中に、よく聞く悩みや疑問についてお答えします。

Q1 このごろ、学校に行きたがらない

A まずは子どもの気持ちに寄り添ってあげましょう

ストレスにさらされて心身のバランスを崩しやすい

とくにASDの特性のある女の子の場合、思春期を迎えるころから、朝なかなか起きられなかったり、学校に行きたがらなかったりする場合があります。

その要因として、「感覚の過敏性」という特性により、日常生活の中でさまざまなストレスを感じやすいことがあげられます。そのためふつうの子どもよりも疲れやすく、体調を崩しやすいといえます。

さらに女の子の場合は、第二次性徴を迎えて体形が変わってきたり、月経も始まります。そうした自分の身に起こる変化に戸惑い、心身のバランスが崩れやすくなるのです。

お母さんとしては、「このまま学校に行けなくなったらどうしよう」と不安になるかもしれませんが、一番つらいのは子ども自身です。頭ごなしに「早く起きなさい」「学校に行かなきゃダメよ」などといわず、まずは寄り添ってあげましょう。

子どもの話に耳を傾け、共感しよう

そのうえで、学校を休みたくなる要因を、少しずつ取り除いていきます。たとえば、朝起きられないのが夜更かしのせいなら、生活のリズムを整える工夫をしましょう。起床、夕食、勉強、テレビ、入浴、就寝などの時間を決めて、平日・休日を問わず、同じスケジュールで過ごせるようにサポートしてあげます。

学校の様子や友だちとの関係など、子どもの話を聞いてあげることで落ち着いてくる場合があります。その際には子どもの横に座り、ときには具体的に話を引き出して、「そうだね」「いいんだよ」と共感し、肯定してあげましょう。

また、女の子の体に起こる変化についても、きちんと教えておく必要があります。月経が始まると体形が丸みを帯びてきたり、体が少し重く感じたり、眠くなりやすいなどの変化について、わかりやすい言葉を使い、ときには本などを使って視覚的に説明するといいでしょう。

自分の身に起こっていることが理解できるようになると、安心してきて体調不良を起こすことも減ってくるはずです。

Q2 なかなか友だちができない

A 本人が苦にしていないようならよしとしましょう

人と一緒に行動するのが苦手

子どもは成長するにつれて、仲のいい友だちや趣味の合う仲間と過ごすことが多くなり、その関係を家族よりも重視するようになります。学校でも、友だちや仲よしグループで行動することが増え、グループ独自のルールや行動パターンが築かれていきます。

ところが、特性のある子どもは、行動をともにするような友だちやグループがなかなかできない場合があります。とくにASDの特性がある子どもは、一人でいることを好んだり、自分の好きなように過ごすことが多いためです。

その様子をはたから見ていると、心配になるかもしれません。親からすれば、友だちはいた方がいい、誰とでも仲よくできる子であってほしいと思いがちです。しかし、無理に友だちをつくったり、グループに入るように促したりすると、それが大きなストレスになってしまう場合があります。

見方を変えれば長所になる

そこで少し頭を切り替えてみましょう。「友だちができない」のは、「一人でも行動できる」ととらえてみるのです。一人で行動できることは、だれかと一緒にいなくても大丈夫ということであり、ある意味自立しているともいえます。

社会性の未熟さも、見方を変えれば長所になる場合があります。たとえば、まわりに惑わされずに自由な発想ができる、一人でもなにかをもくもくとやり遂げられる、一つのことに長時間集中できる、ありのままに生きているなどです。

ふつうの子どもでも、友だちができにくい子やグループ行動が苦手な子はいます。本人が不満に感じていないようならよしとして、まずは見守ってあげましょう。

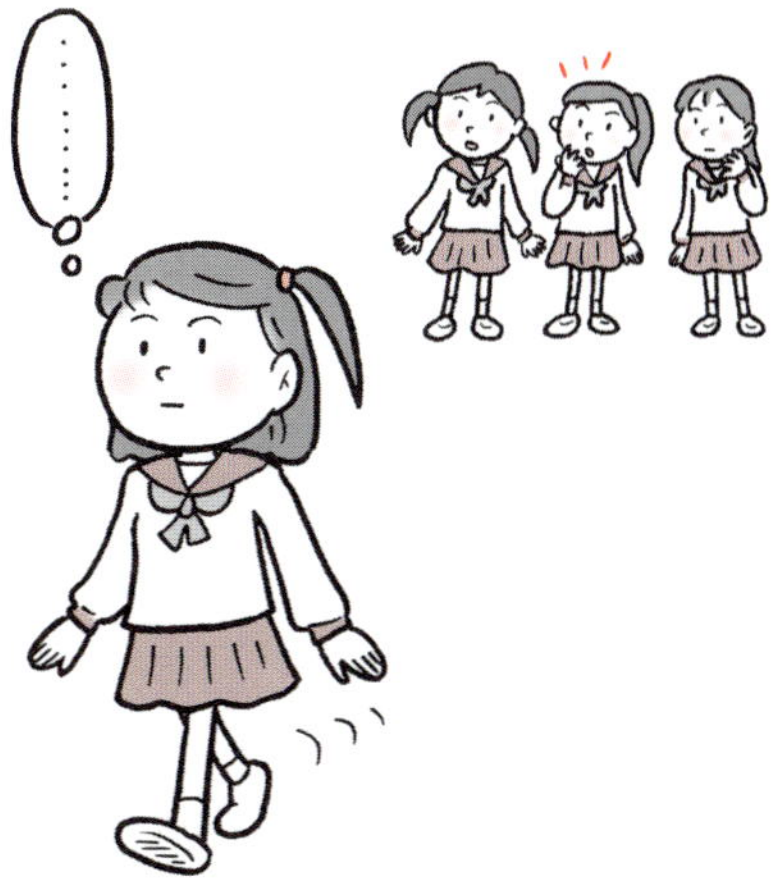

Q3

最近異性に興味を持ち始めて、なんだか心配

A

異性との関わり方はルールとして教えましょう

思春期になると男女の関係も変化してくる

思春期になって、異性が気になり始めるのは自然なことです。しかし、特性のある子どもは、同性と異性、友人関係と恋愛関係の違いを理解するのが得意ではありません。そのため、相手によって付き合い方が変わることを理解できずに、極端な行動をとってしまう場合があります。

たとえば、気になる異性に近づきすぎる、ジロジロ見る、髪や体を触る、あとについていく、ところ構わず「好き」と言う……などです。

本人は、悪いことをしているという自覚がなく、まわりからからかわれたり、冷やかされたりしても気がつきません。そのため問題行動がエスカレートしたり、逆に相手から拒絶されてショックを受けてしまうことがあります。

ルールを視覚的に教えるのがポイント

大人になっていく過程において、異性との関わりは避けて通れないテーマです。そこで異性に対してやってはいけないことを、ルールとして教えてあげましょう。「なぜダメなのか」と説明するよりも、その方が理解しやすくなります。話すだけでなくノートなどに書いて、目で見えるようにしておくといいでしょう。仲のいい友だちがいるようなら、学校での行動を見守ってもらえるように頼んでみるのもいいかもしれません。

また、特性のある子どもは、目に見えない恋愛感情を理解するのがむずかしいことが多いため、相手の恋愛感情に気づかなかったり、相手の気持ちを恋愛感情だと誤解してしまう場合があります。

そこで日ごろから、恋愛映画やドラマなどを一緒に見て、男女の恋愛とはどういうものなのかを視覚的に教えることも必要になります。繰り返し見ながら、「相手のことが好きでも人前では言わないでしょ」などとその都度アドバイスしてあげると理解が進みやすくなります。

Q4 友だちにお金を貸しているようなんだけど……

A 「お金の貸し借りはさせない」が基本です

言葉の裏にある本音を見抜く力が弱い

中学生くらいになると、行動範囲がそれまでとは比較にならないほど広がります。成長の証しでもありますが、さまざまなトラブルに巻き込まれるリスクも高くなります。その一つが金銭トラブルです。

とくにASDの特性がある子どもは、相手の言葉をそのまま受け取り、言葉のウラにあるうそや冗談を見抜くことができずに、だまされてしまう場合があります。

たとえば、クラスメートから「財布を落としてしまったから、お金を貸してほしい」といわれたら、疑いもなく貸してしまうでしょう。「このことはだれにも内緒だよ」といわれれば、親にもいいません。そのため、相手によっては度々お金をだまし取られてしまうおそれがあります。「友だちだろ」といわれ断れずに、貸せるお金がなくなってしまい、親の財布からお金を抜き取ったり、クラスメートの財布を盗むという問題に発展してしまう場合もあります。

子どもとオープンに話せる関係を築いておく

思わぬ金銭トラブルを引き起こさないためにも、「お金の貸し借りは絶対にしないこと」と、子どもに徹底させましょう。もし、お金を要求されたら、親や学校の先生に必ずいうこと、知らない人の言葉は信用しないことなどを、「金銭のルール」として繰り返し教えましょう。

また、日ごろから子どもの態度や行動のちょっとした変化に、注意を向けておくことも大切です。「おかしいな」と感じることがあれば、きつく問いただすのではなく、「なにか困ったことがあるのかな?」と話しかけてみましょう。なんでもオープンに話せるような関係や環境をつくっておくことも、トラブルの防止につながります。

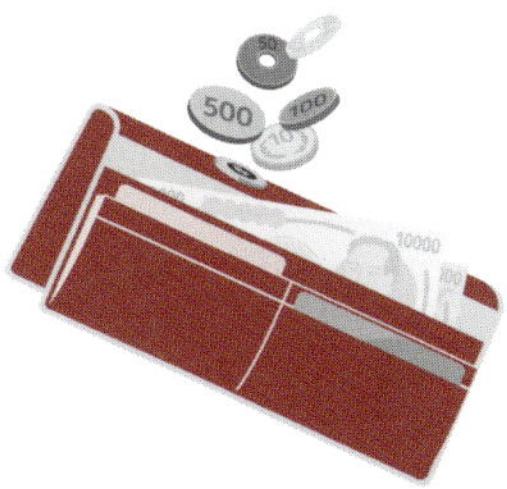

監修者略歴：宮尾益知（みやお　ますとも）
東京生まれ。徳島大学医学部卒業、東京大学医学部小児科、自治医科大学小児科学教室、ハーバード大学神経科、国立成育医療研究センターこころの診療部発達心理科などを経て、2014年にどんぐり発達クリニックを開院。主な著書・監修書に『発達障害の治療法がよくわかる本』、『発達障害の親子ケア』、『女性のアスペルガー症候群』、『女性のＡＤＨＤ』（いずれも講談社）、『アスペルガーと愛』（東京書籍）、『発達障害の基礎知識』、『職場の発達障害』、『親子で乗り越える思春期のADHD』（いずれも河出書房新社）など。専門は発達行動小児科学、小児精神神経学、神経生理学。発達障害の臨床経験が豊富。

参考図書：『発達障害の子どもが伸びる　ほめ方・しかり方・言葉かけ』塩川宏郷／監修　河出書房新社
『親子で乗り越える　思春期の発達障害』塩川宏郷／監修　河出書房新社
『親子で乗り越える　思春期のＡＤＨＤ』宮尾益知／監修　河出書房新社
『女の子の発達障害』宮尾益知／監修　河出書房新社
『女性の発達障害』宮尾益知／監修　河出書房新社
『職場の発達障害』宮尾益知／監修　河出書房新社
『大人の発達障害　日常生活編』宮尾益知／監修　河出書房新社
『発達障害の基礎知識』宮尾益知／著　河出書房新社
『親子で理解する発達障害　進学・就労準備の進め方』鈴木慶太／監修　河出書房新社
『発達障害の子どもの心がわかる本』主婦の友社
『これでわかる　発達障がいのある子の進学と就労』松為信雄　奥住秀之／監修　成美堂出版

Staff：装丁／志摩祐子（レゾナ）
本文デザイン・DTP／志摩祐子、西村絵美（いずれもレゾナ）
カバー・本文イラスト／横井智美
企画・構成／佐藤義朗
取材・執筆／関根利子
編集／西垣成雄

ASD（アスペルガー症候群）、ADHD、LD
お母さんが「コレだけ」は知っておきたい
発達障害の基礎知識
子どもの特性を理解してサポートする本

2017年12月20日初版印刷
2017年12月30日初版発行

監　修　宮尾益知
発行者　小野寺優
発行所　株式会社河出書房新社
東京都渋谷区千駄ヶ谷2-32-2
電　話　03-3404-8611（編集）
03-3404-1201（営業）
http://www.kawade.co.jp/

印刷・製本　図書印刷株式会社

Printed in Japan　ISBN978-4-309-24836-3